BUYRAK KISTALARI ETIALOGIYASI, PATOGENEZI, KLINIK KECHISHI, TASHXISLASH VA ZAMONAVIY DAVOLASH USULLARI

(O'quv qo'llanma)

Quylanov Bahtiyor
Omonov Azimbek G'ayrat o'g'li

Buyrak Kistalari Etialogiyasi, Patogenezi, Klinik Kechishi, Tashxislash Va Zamonaviy Davolash Usullari

by: Quylanov Bahtiyor

Omonov Azimbek G'ayrat O'g'li

Edition: November '2025

Publisher:

Taemeer Publications LLC (Michigan, USA / Hyderabad, India)

ISBN 978-93-6908-010-6

9 789369 080106

Book	:	Buyrak Kistalari Etialogiyasi, Patogenezi, Klinik Kechishi, Tashxislash Va Zamonaviy Davolash Usullari
Author	:	Quylanov Bahtiyor Omonov Azimbek G'ayrat o'g'li
Publisher	:	Taemeer Publications
Year	:	'2025
Pages	:	140
Title Design	:	*Taemeer Web Design*

KIRISH

Buyrak kistalari tibbiyot amaliyotida eng ko‘p uchraydigan nefrologik muammolardan biri hisoblanadi. U turli yosh guruhlarida, jinsidan qat’i nazar uchrab, organizm faoliyatida turlicha klinik ko‘rinishlarga olib kelishi mumkin. Buyrak kistasi deganda odatda buyrak to‘qimasi ichida yoki uning ustida kapsula bilan o‘ralgan, suyuqlik bilan to‘lgan bo‘shliq tushuniladi. Ushbu patologiya ko‘pincha yaxshi xulqli jarayon sifatida qaralsa-da, ba’zi hollarda uning asoratlari juda og‘ir oqibatlarga olib kelishi mumkin. Shuning uchun buyrak kistalari masalasi nafaqat klinik tibbiyotda, balki umumiy sog‘liqni saqlash tizimida ham muhim o‘rin tutadi. Buyrak kistalari ham tug‘ma, ham orttirilgan bo‘lishi mumkin. Tug‘ma kistalar genetik omillar yoki embrional rivojlanish davridagi nuqsonlar tufayli yuzaga keladi. Orttirilgan kistalar esa odatda turli yallig‘lanish jarayonlari, buyrak tosh kasalligi, travma yoki boshqa kasalliklarning oqibatida paydo bo‘ladi. Zamonaviy ilmiy tadqiqotlar shuni ko‘rsatadiki, buyrak kistalari ko‘plab hollarda klinik simptom bermay, tasodifan ultratovush tekshiruvlari vaqtida aniqlanadi. Ammo ayrim hollarda ular bemorning hayot sifatini keskin pasaytirib, og'ir klinik alomatlar keltirib chiqarishi mumkin.

Buyrak kistalarining o'rganilishi nefrologiya fanining muhim bo'limlaridan biridir. Bu patologiyaning etiologiyasi, patogenezi, klinik kechishi va tashxislash usullarini chuqur bilish shifokor uchun bemorni to'g'ri baholash va kerakli davolash choralarini tanlashda katta yordam beradi. Etiologik jihatdan qaralganda, buyrak kistalari ko'plab tashqi va ichki omillar ta'sirida paydo bo'ladi. Masalan, yosh o'tishi bilan buyrak to'qimalarida turli degenerativ o'zgarishlar, qon aylanishining yomonlashuvi va infeksion jarayonlar kistalar rivojlanishiga sabab bo'lishi mumkin. Shuningdek, ayrim hollarda buyrak kistalarining paydo bo'lishi irsiy moyillik bilan ham izohlanadi. Patogenez nuqtayi nazaridan, buyrak kistasining shakllanishi asosan buyrak naychalari epiteliy hujayralarining g'ayritabiiy faoliyati bilan bog'liq bo'lib, natijada suyuqlik to'planib, kapsula hosil qiladi.

Klinik jihatdan buyrak kistalarining kechishi turlicha bo‘lishi mumkin. Ularning katta qismi klinik simptom bermaydi. Lekin ayrim hollarda bel sohasida og‘riq, siydikda qon aralashmasi, arterial bosimning oshishi, buyrak faoliyatining buzilishi kabi belgilar namoyon bo‘ladi. Shuningdek, katta hajmli kistalar siydik yo‘llarini siqib qo‘yishi natijasida siydik chiqishining buzilishiga va gidronefroz kabi asoratlarga olib kelishi mumkin. Bundan tashqari, infeksiyalanish, yorilish yoki qon ketishi kabi xavfli asoratlar ham kuzatiladi. Shu sababli buyrak kistalarini erta aniqlash va to‘g‘ri tashxislash ularning oqibatlarini kamaytirishda hal qiluvchi ahamiyatga ega.

Buyrak kistalarini tashxislashda klinik anamnez yig‘ish, fizik tekshiruv va laborator tekshiruvlar muhim o‘rin tutadi. Lekin eng samarali usullar instrumental tekshiruvlarga asoslanadi. Hozirgi kunda ultratovush tekshiruvi eng ko‘p qo‘llaniladigan usul hisoblanadi, chunki u oddiy, xavfsiz va samarali hisoblanadi. Bundan tashqari, kompyuter tomografiyasi va magnit-rezonans tomografiya usullari ham kistalarning tuzilishi, joylashuvi va hajmini aniq aniqlash imkonini beradi.

Buyrak kistalarini davolashda esa zamonaviy yondashuvlar mavjud bo‘lib, ular kasallikning turi, hajmi, joylashuvi va klinik kechishiga qarab belgilanadi. Oddiy, kichik va simptom bermaydigan kistalar ko‘pincha faqat dinamik kuzatuv ostida bo‘ladi. Ammo katta, simptom beruvchi yoki asoratlangan kistalarda minimal invaziv usullar, masalan, perkutan punksiya va skleroterapiya qo‘llanilishi mumkin. Og‘ir hollarda esa jarrohlik usullari – laparoskopik yoki ochiq yo‘l bilan kistani olib tashlash amaliyoti bajariladi. Shuningdek, bemorlarning umumiy sog‘lig‘ini yaxshilash, yallig‘lanishni bartaraf etish va arterial bosimni nazorat qilish uchun medikamentoz davolash usullari ham keng qo‘llanadi.

Buyrak kistalarining ahamiyati shundaki, ular ba’zida boshqa xavfli kasalliklar, masalan, buyrak saratoni bilan ham chalkashib ketishi mumkin. Shu sababli differensial diagnostika masalasi alohida e’tibor talab qiladi. Zamonaviy tibbiyotda qo‘llanilayotgan yuqori aniqlikdagi diagnostika usullari yordamida oddiy kistalar bilan xavfli o‘sma jarayonlarini bir-biridan farqlash imkoniyatlari kengayib bormoqda.

Shunday qilib, buyrak kistalari zamonaviy tibbiyot oldida dolzarb muammo bo‘lib, ularning etiologiyasi, patogenezi, klinik kechishi, tashxislash va davolash usullarini mukammal o‘rganish shifokorlar uchun juda katta ahamiyatga ega. Bu masalani chuqur yoritish, ayniqsa o‘quv qo‘llanma darajasida, talabalar, yosh shifokorlar va amaliyotchi mutaxassislar uchun zarur bo‘lgan bilimlarni to‘liq berishga xizmat qiladi.

Buyrak kistalari haqida ilmiy tadqiqotlar shuni ko‘rsatadiki, ushbu kasallikning tarqalishi dunyo miqyosida yuqori bo‘lib, ayniqsa o‘rta va katta yoshli aholida ko‘proq uchraydi. Epidemiologik ma’lumotlarga ko‘ra, kattalarda ultratovush tekshiruvlari vaqtida tasodifan aniqlanadigan buyrak kistalari 15 foizdan ortiq hollarda uchraydi. Yoshi ulg‘aygan sayin bunday patologiyaning ko‘rinish chastotasi yanada oshadi. Masalan, ellik yoshdan yuqori bo‘lganlarda oddiy buyrak kistalari odatda uchdan bir qismida qayd etiladi. Shu sababli buyrak kistalari muammosi faqat tibbiy emas, balki ijtimoiy ahamiyatga ham ega bo‘lib, aholining salomatligini mustahkamlash va ularning hayot sifatini yaxshilash uchun muhim bo‘lgan masalalardan biridir.

Buyrak kistalari bilan bog‘liq muammolar faqatgina klinik belgilar yoki tashxislash usullari bilan cheklanmaydi. Ular keng qamrovli yondashuvni talab qiladi, chunki har bir bemorda kistaning kelib chiqishi, rivojlanish mexanizmlari va oqibatlari turlicha bo‘lishi mumkin. Shuning uchun etiologiya va patogenezni chuqur tushunish shifokor uchun bemorni to‘g‘ri baholash va eng maqbul davolash strategiyasini tanlash imkonini beradi. Masalan, tug‘ma polikistoz kasalligida ikkala buyrakda ham ko‘plab kistalar hosil bo‘lib, buyrak faoliyati keskin buziladi va oxir-oqibatda surunkali buyrak yetishmovchiligi rivojlanadi. Bunday holatlarda faqatgina konservativ davo yetarli emas, balki transplantatsiya kabi murakkab muolajalar ham talab qilinishi mumkin. Shu bilan birga oddiy solitar kistalar ko‘pincha asoratsiz o‘tadi va ularni faqat dinamik kuzatuv ostida tutish kifoya qiladi.

Buyrak kistalarining klinik kechishi ham turli xil bo‘lishi mumkin. Ularning katta qismi klinik simptom bermaydi, biroq ayrim hollarda bel sohasida og‘riq, arterial bosimning oshishi, siydikda qon aralashishi, buyrak faoliyatining buzilishi yoki boshqa kasalliklar bilan chatishtiruvchi belgilar kuzatilishi mumkin. Shu sababli ularni aniqlashda shifokor nafaqat fizik tekshiruv va laborator natijalarga, balki zamonaviy instrumental diagnostika vositalariga ham tayangan bo'lishi kerak. Ultratovush tekshiruvi eng qulay va xavfsiz usullardan biri hisoblanadi, biroq ba'zi hollarda yanada aniqroq tasvir olish uchun kompyuter tomografiyasi yoki magnit-rezonans tomografiya talab qilinadi. Bularning barchasi shifokorga kistaning tabiati, joylashuvi va asoratlarini to'g'ri baholash imkonini beradi.

Zamonaviy davolash usullariga kelsak, ular turlicha bo'lib, kistaning hajmi, bemorning umumiy ahvoli va simptomlarga qarab tanlanadi. Masalan, kichik va simptom bermaydigan kistalarda faqat kuzatuv tavsiya etiladi. Lekin simptomli yoki asoratlangan kistalarda perkutan punksiya, skleroterapiya, laparoskopik yoki ochiq jarrohlik usullari qo'llaniladi. Minimal invaziv muolajalar bugungi kunda keng tarqalmoqda, chunki ular qisqa muddatda natija beradi, bemorning tezroq sog'ayishini ta'minlaydi va jarrohlik xavfini kamaytiradi. Shu bilan birga, medikamentoz davo usullari ham yordamchi vosita sifatida qo'llanilib, bemorda qon bosimini pasaytirish, yallig'lanishni bartaraf etish yoki og'riqlarni kamaytirishga qaratiladi.

Buyrak kistalari bilan shug'ullanishda profilaktik choralarning ahamiyati ham katta. Chunki ularning paydo bo'lishi ko'p hollarda turli ichki va tashqi omillarga bog'liq bo'lib, sog'lom turmush tarzini olib borish, buyraklarni asrash, infeksion kasalliklarni o'z vaqtida davolash va organizmni muntazam tekshirib turish orqali ularning oldini olish mumkin. Ayniqsa irsiy moyillikka ega bo'lgan bemorlar muntazam ravishda nazoratda bo'lishlari zarur.

Buyrak kistalarini o'rganish nafaqat klinik amaliyot, balki ilmiy tadqiqotlar uchun ham keng imkoniyatlar yaratadi. So'nggi yillarda buyrak kistalarining molekulyar-genetik asoslari, hujayra darajasidagi o'zgarishlari va yangi davolash texnologiyalari ustida ko'plab ilmiy izlanishlar olib borilmoqda. Bu izlanishlar kelajakda yanada samarali va xavfsiz davolash usullarini ishlab chiqish imkonini beradi. Shuningdek, diagnostika sohasida ham yangi texnologiyalar – yuqori aniqlikdagi tasvirlash usullari, kontrast moddalardan foydalanish va invaziv bo'lmagan metodlar jadal rivojlanmoqda.

O‘quv qo‘llanmaning yaratilishi talaba va yosh mutaxassislar uchun alohida ahamiyatga ega, chunki ular buyrak kistalari bilan bog‘liq barcha asosiy masalalarni tizimli ravishda o‘rganish imkoniyatiga ega bo‘ladilar. Ushbu qo‘llanma orqali ular buyrak kistalarining etiologiyasi, patogenezi, klinik kechishi, tashxislash va davolash usullari haqida to‘liq tasavvurga ega bo‘lib, amaliyotda bemorlarga samarali yordam ko‘rsatish ko‘nikmalarini shakllantiradilar. Bu esa o‘z navbatida tibbiy xizmat sifatini oshirishga, aholi salomatligini mustahkamlashga xizmat qiladi.

Buyrak kistalari haqidagi bilimlarni chuqur o‘rganish va ularni ilmiy asosda talabalarga yetkazish dolzarb masala hisoblanadi. Chunki mazkur patologiya ko‘p uchraydi, asoratlari jiddiy bo‘lishi mumkin va ularni to‘g‘ri tashxislash hamda davolash shifokordan keng qamrovli bilim va malaka talab qiladi. O‘quv qo‘llanmaning asosiy maqsadi ham talaba va shifokorlarni buyrak kistalariga oid nazariy bilimlar va amaliy ko‘nikmalar bilan qurollantirish, ularning kasbiy salohiyatini oshirish va zamonaviy tibbiyot yutuqlarini amaliyotga tatbiq etishga ko‘maklashishdan iboratdir.

1-MAVZU. Buyrak kistalari haqida umumiy tushuncha

Buyrak kistalari zamonaviy tibbiyotda eng ko‘p uchraydigan patologiyalardan biri hisoblanadi va ular asosan yaxshi xulqli bo‘shliq hosilalari sifatida ta’riflanadi. Ular buyrak parenximasi ichida yoki uning yuzasida kapsula bilan o‘ralgan, seroz yoki boshqa turdagi suyuqlik bilan to‘lgan bo‘shliq shaklida namoyon bo‘ladi. Kistalarning shakllanishi turli omillar bilan bog‘liq bo‘lib, ularning kelib chiqishi va rivojlanish mexanizmi ham bir xilda emas. Bu kasallik klinik amaliyotda ko‘pincha tasodifan aniqlanadi, chunki ko‘p hollarda kistalar uzoq vaqt davomida hech qanday klinik simptom bermaydi. Ammo ayrim hollarda ular turli asoratlar keltirib chiqarib, bemorning hayot sifatini yomonlashtirishi va buyrak faoliyatini sezilarli darajada izdan chiqarishi mumkin. Shuning uchun buyrak kistalari masalasi nafaqat nefrologiya, balki urologiya, terapevtik amaliyot va umumiy tibbiyotning dolzarb muammolaridan biri sifatida qaraladi.

Buyrak kistalari haqida umumiy tushuncha berishda, avvalo ularning turlari, rivojlanish sabablari, tarqalishi va klinik ahamiyati haqida fikr yuritish lozim. Kistalar tug‘ma va orttirilgan shakllarda uchraydi. Tug‘ma kistalar embrional rivojlanish davrida buyrak naychalari va boshqa to‘qimalarda yuzaga keladigan nuqsonlar natijasida hosil bo‘ladi. Ular ko‘pincha polikistoz buyrak kasalligi kabi irsiy patologiyalar tarkibida uchraydi. Orttirilgan kistalar esa odatda hayot davomida turli kasalliklar yoki tashqi omillar ta’sirida paydo bo‘ladi. Masalan, buyrakda uzoq davom etuvchi yallig‘lanish jarayonlari, buyrak tosh kasalligi, travmalar, qon aylanishi buzilishi yoki boshqa degenerativ jarayonlar kistalar rivojlanishiga sabab bo‘lishi mumkin.

Buyrak kistalarining tarqalishi haqida so‘z borganda, ular juda keng tarqalganligi qayd etiladi. Statistik ma’lumotlarga ko‘ra, ellik yoshdan oshgan insonlarning qariyb uchdan birida oddiy kistalar aniqlanadi. Yosh o‘tishi bilan bu patologiyaning ko‘rinish chastotasi yanada ortadi. Erkaklarda kistalar ayollarga qaraganda biroz ko‘proq uchraydi, biroq bu farq katta emas. Ko‘plab hollarda kistalar birlamchi tashxis qo‘yilganda tasodifiy topilma sifatida aniqlanadi, chunki ular klinik simptom bermaydi.

Buyrak kistalari ko‘p hollarda solitar, ya’ni yakka holda uchraydi. Bunday kistalar ko‘pincha bir buyrakda joylashadi va oddiy shaklda kechadi. Murakkab kistalar esa ko‘p kamerali, qalin devorli yoki ichida qattiq tuzilmalar bo‘lgan shakllarda uchrashi mumkin. Murakkab kistalarda malignizatsiya xavfi yuqoriroq bo‘ladi, ya’ni ular vaqt o‘tishi bilan xavfli o‘sma jarayonlariga aylanishi ehtimoli mavjud. Shu sababli oddiy va murakkab kistalarni bir-biridan ajrata olish tashxis va davolash jarayonida muhim ahamiyat kasb etadi.

Kistalarning paydo bo‘lish mexanizmi ham turlicha bo‘lib, asosan buyrak naychalari epiteliy hujayralarining faoliyati bilan bog‘liq. Naychalarning ayrim qismlarida chiqish yo‘lining to‘silib qolishi yoki degenerativ jarayonlar tufayli suyuqlik yig‘ila boshlaydi. Bu suyuqlik asta-sekin ko‘payib, kapsula hosil qiladi va kista shakllanadi. Ushbu jarayon yillar davomida davom etishi mumkin. Ba’zi hollarda kista sekin o'sadi va hech qanday klinik simptom bermaydi, ba'zi hollarda esa tez kattalashib, siydik yo'llarini siqadi yoki boshqa to'qimalarga bosim o'tkazib, turli simptomlarni yuzaga keltiradi.

Buyrak kistalari haqida umumiy tushuncha hosil qilishda ularning klinik ahamiyatini ham yoritish zarur. Oddiy, kichik va simptom bermaydigan kistalar odatda davolanishni talab qilmaydi, ularni faqat dinamik kuzatib borish kifoya. Ammo katta hajmli yoki murakkab tuzilmali kistalar turli asoratlar keltirib chiqarishi mumkin. Masalan, kista yorilib ketishi, ichiga qon quyilishi, infeksiyalanishi yoki siydik yo'llarini siqib qo'yishi mumkin. Bunday hollarda bemorda bel sohasida kuchli og'riqlar, qon aralash siydik, arterial bosimning oshishi yoki buyrak faoliyatining keskin buzilishi kuzatiladi.

Shuningdek, kistalar ko'pincha boshqa kasalliklar bilan ham chatishtiriladi. Masalan, buyrak o'smasi yoki gidronefroz bilan differensial diagnostika qilish zarur bo'ladi. Bu esa tashxislashda yuqori aniqlikdagi usullardan foydalanishni talab qiladi. Ultratovush tekshiruvi oddiy va samarali usul bo'lib, kistalarni aniqlashda keng qo'llaniladi. Bundan tashqari, kompyuter tomografiyasi, magnit-rezonans tomografiya va boshqa instrumental metodlar ham kistalarning tuzilishi va joylashuvini aniq ko‘rsatib beradi.

Buyrak kistalarining ahamiyatini yana bir jihatdan ko‘rish mumkin: ular ba’zan boshqa kasalliklarning rivojlanishiga sharoit yaratishi yoki ularning oqibatlarini og‘irlashtirishi mumkin. Masalan, arterial gipertenziya bilan og‘rigan bemorlarda buyrak kistalari bosimni yanada oshirishi mumkin. Yoki surunkali pielonefrit fonida kista infeksiyalanib, bemorning ahvolini yanada murakkablashtiradi. Shu sababli shifokor uchun kistalarni faqat tashxislash emas, balki ularning oqibatlarini ham oldindan baholash juda muhimdir.

Shunday qilib, buyrak kistalari haqida umumiy tushuncha berishda ularning ta’rifi, kelib chiqish sabablari, rivojlanish mexanizmlari, klinik ahamiyati va tashxislash usullari haqida fikr yuritish zarur. Bu ma’lumotlar kelajakda kasallikni to‘g‘ri baholash, bemorga individual yondashuvni tanlash va davolash strategiyasini belgilashda asos bo‘lib xizmat qiladi.

Buyrak kistalari haqida umumiy tushuncha hosil qilishda ularning klinik kechishi va bemor hayotidagi o‘rni alohida ahamiyatga ega. Kistalar ko‘plab hollarda tasodifiy ravishda aniqlanadi va bemor ularning mavjudligidan bexabar bo‘ladi. Biroq ayrim hollarda kista o‘sib kattalashishi yoki infeksiyalanishi natijasida turli klinik belgilar yuzaga keladi. Bu belgilar asosan og‘riq, siydikda qon aralashmasi, arterial bosimning ko‘tarilishi, siydik chiqarishning buzilishi yoki bel sohasida diskomfort tarzida namoyon bo‘ladi. Ayniqsa katta kistalar atrofdagi to‘qimalarga bosim o‘tkazib, ularning normal faoliyatini izdan chiqaradi. Masalan, katta hajmli kista buyrak jomini siqib, gidronefrozga olib kelishi mumkin. Bu esa o‘z navbatida buyrak parenximasining atrofiyasiga va buyrak yetishmovchiligi xavfining ortishiga sabab bo‘ladi.

Buyrak kistalari klinik tasnifi ham juda muhim. Ulardan eng ko‘p uchraydigan turi oddiy solitar kistalardir. Ular odatda bir kamerali, silliq devorli va ichida tiniq suyuqlik bo‘ladi. Oddiy kistalar kamdan-kam hollarda asorat beradi va malignizatsiya ehtimoli deyarli yo‘q. Murakkab kistalar esa ko‘p kamerali bo‘lib, devorlari qalinlashgan, ba’zan kaltsifikatsiyalangan yoki ichida to‘qimalar bo‘lgan shaklda uchraydi. Murakkab kistalarda xavfli o‘sma rivojlanishi ehtimoli yuqori bo‘lgani sababli, ular alohida nazoratni talab qiladi. Bundan tashqari, tug‘ma polikistoz kasalligi ham mavjud bo‘lib, unda ikkala buyrakda ham ko‘plab kistalar hosil bo‘ladi. Bu kasallikning og‘ir kechadigan shakllari bolalik yoki yoshlik davridayoq buyrak faoliyatining keskin buzilishiga olib keladi.

Buyrak kistalarini o‘rganishda tashxis qo‘yish usullari ham muhim o‘rin tutadi. Ultratovush tekshiruvi eng oddiy va xavfsiz usul bo‘lib, kistalarni ko‘rishda birinchi bosqich sifatida keng qo‘llaniladi. Ultratovush yordamida kistaning o‘lchami, joylashuvi, tuzilishi va kameralar soni aniqlanadi. Agar murakkab kista aniqlansa, qo‘shimcha ravishda kompyuter tomografiyasi yoki magnit-rezonans tomografiyasi qo‘llaniladi. Ushbu usullar yordamida kistaning malignizatsiya xavfi bor-yo‘qligi, devorlarining qalinligi, kaltsifikatsiya darajasi va ichki tuzilmalari haqida batafsil ma’lumot olinadi. Shuningdek, Bosniak tasnifi ham qo‘llaniladi, bu kistalarni oddiy va murakkab shakllarga bo‘lib, ularning malignizatsiya xavfini baholash imkonini beradi.

Klinik amaliyotda kistalarning davolanishi ularning o‘lchami, joylashuvi va asoratlar bor-yo‘qligiga bog‘liq holda belgilanadi. Agar kista kichik, simptom bermaydigan va oddiy tuzilishga ega bo‘lsa, bunday hollarda davolash talab qilinmaydi, bemor faqat dinamik kuzatuvga olinadi. Ammo katta hajmli yoki simptom beruvchi kistalarda davolash zarur bo‘ladi. Davolashning zamonaviy usullaridan biri perkutan ponksiya hisoblanadi. Bu usulda kista ichidagi suyuqlik maxsus igna yordamida chiqariladi va keyin kista devorlarini yopishtirish uchun sklerozlovchi moddalar yuboriladi. Ba’zi hollarda esa laparoskopik yo‘l bilan kista devorlarini rezeksiya qilish amalga oshiriladi. Juda murakkab va xavfli kistalarda esa ochiq jarrohlik amaliyotiga murojaat qilinadi. Agar kista malign o‘sma jarayoniga aylangan bo‘lsa, buyrakni qisman yoki to‘liq olib tashlash zarur bo‘ladi.

Buyrak kistalarining ahamiyatli jihatlaridan yana biri shundaki, ular ba’zan boshqa tizim kasalliklari bilan bevosita bog‘liq bo‘lishi mumkin. Masalan, tug‘ma polikistoz kasalligida faqat buyraklarda emas, balki jigar, oshqozon osti bezi va boshqa a’zolarda ham kistalar uchrashi mumkin. Bunday hollarda tashxis va davolash yanada murakkablashadi. Bundan tashqari, surunkali buyrak yetishmovchiligi bilan og'rigan bemorlarda uzoq muddatli gemodializ natijasida ham orttirilgan kistalar rivojlanishi mumkin. Bunday kistalarda malign o'sma rivojlanish xavfi yuqoriligi uchun ularni muntazam tekshirib turish talab etiladi.

Buyrak kistalari haqida umumiy tushunchani yoritishda, ularning ijtimoiy ahamiyati ham esdan chiqmasligi kerak. Kistalar keng tarqalgan bo'lsa-da, ko'plab hollarda ular xavfsiz va bemor hayoti uchun jiddiy xavf tug'dirmaydi. Ammo asoratli yoki murakkab kistalar bemorning hayot sifatini keskin yomonlashtirishi, mehnat qobiliyatini pasaytirishi va tibbiy yordamga bo'lgan ehtiyojni oshirishi mumkin. Shu sababli buyrak kistalari nafaqat klinik, balki ijtimoiy jihatdan ham muhim kasalliklar qatoriga kiradi.

Buyrak kistalari bo'yicha ilmiy izlanishlar davom etmoqda va ular orqali kasallikning yangi patogenetik mexanizmlari ochilmoqda. Shu bilan birga, tashxislash va davolash usullari ham tobora takomillashmoqda. Ayniqsa minimal invaziv jarrohlik usullarining joriy qilinishi bemorlarga katta qulaylik yaratmoqda. Kelajakda kistalarni dori vositalari yordamida yo'q qilish yoki ularning rivojlanishini to'xtatish bo'yicha ham yangi usullar ishlab chiqilishi kutilmoqda. Bu esa shifokorlarning bemorlarni yanada samarali davolashiga imkon beradi.

Xulosa qilib aytganda, buyrak kistalari haqida umumiy tushuncha ularning ta'rifi, etiologiyasi, patogenezi, klinik ko'rinishlari, tashxislash usullari va davolash strategiyalari bilan chambarchas bog'liq. Kistalar ko'pincha oddiy va xavfsiz kechadi, ammo murakkab shakllarda ular jiddiy asoratlar keltirib chiqarishi mumkin. Shu bois bunday holatlarda o'z vaqtida tashxis qo'yish, to'g'ri davolash choralarini tanlash va bemorni muntazam kuzatib borish shifokorlarning asosiy vazifasi hisoblanadi.

2-MAVZU. Buyrak kistalarining etiologiyasi

Buyrak kistalarining etiologiyasi juda murakkab va ko‘p qirrali bo‘lib, turli xil omillarning ta’siri ostida shakllanadi. Ularni keng ma’noda tug‘ma va orttirilgan kistalarga ajratish mumkin. Tug‘ma kistalar embrional rivojlanish davrida buyrak naychalari tuzilishining anomaliyasi natijasida yuzaga keladi. Bu jarayon genetik omillar, intrauterin rivojlanishdagi buzilishlar, homila rivojlanishiga salbiy ta’sir qiluvchi tashqi muhit omillari yoki ona organizmidagi kasalliklar bilan bog‘liq bo‘lishi mumkin. Tug‘ma kistalar odatda erta yoshdan ma’lum bo‘lishi, ayrim hollarda esa kattalashib borishi natijasida keyinchalik aniqlanishi mumkin. Ayniqsa autosomal dominant va autosomal retsessiv polikistoz buyrak kasalliklari genetik jihatdan aniq o‘rganilgan tug‘ma kistalarga misol bo‘la oladi. Ushbu kasalliklarda genetik mutatsiyalar tufayli buyrak naychalari epiteliy hujayralarining normal funksiyasi buziladi va natijada ko‘p sonli kistalar hosil bo‘ladi.

Orttirilgan kistalarning etiologiyasi esa yanada murakkab va xilma-xildir. Ularning rivojlanishida yoshga bog‘liq degenerativ o‘zgarishlar katta ahamiyatga ega. Inson yoshi ulg‘aygan sari buyrak to‘qimalarida qon aylanishi sekinlashadi, hujayralar faoliyati pasayadi va metabolik jarayonlar sustlashadi. Shu sababli epiteliy hujayralarining sekretsiya va reabsorbtsiya mexanizmlarida buzilishlar sodir bo‘lib, suyuqlik to‘planib kista shakllanishi kuzatiladi. Shu bois 50 yoshdan oshgan odamlarda oddiy solitar kistalar ko‘proq uchraydi. Bundan tashqari, surunkali buyrak kasalliklari ham orttirilgan kistalarning paydo bo‘lishida muhim rol o‘ynaydi. Masalan, surunkali piyelonefrit yoki glomerulonefrit natijasida buyrak to‘qimalarida yallig‘lanish va chandiqlanish jarayonlari yuzaga keladi, bu esa kistalar rivojlanishi uchun qulay sharoit yaratadi.

Travmatik omillar ham buyrak kistalarining etiologiyasida muhim hisoblanadi. Buyrakka tashqi zarba, jarohat yoki jarrohlik amaliyoti natijasida parenxima va naychalar shikastlanadi. Bu shikastlanishdan keyin parenxima to‘liq tiklanmasdan, kapsula ostida yoki to‘qima ichida suyuqlik yig‘ilib qolishi mumkin. Natijada kista shakllanadi. Shuningdek, buyrak tosh kasalligi ham kista hosil bo‘lishiga olib keluvchi muhim omil hisoblanadi. Toshlar siydik oqimini buzishi, naychalarni kengaytirishi yoki ularning devorlariga shikast yetkazishi natijasida suyuqlik to‘planishi sodir bo‘ladi va asta-sekin kistaga aylanadi.

Infeksion omillar ham orttirilgan kistalarning rivojlanishida ishtirok etadi. Ayniqsa siydik yo‘llari infeksiyalari yoki buyrak parenximasining yallig‘lanish jarayonlari kista hosil bo‘lishiga sharoit yaratadi. Infeksiya tufayli to‘qimalarda nekroz, chandiqlanish yoki suyuqlik to‘planishi sodir bo‘lishi mumkin. Bu jarayonlar natijasida dastlab kichik bo‘shliq hosil bo‘ladi, keyinchalik u kengayib kistaga aylanadi. Shuningdek, uzoq muddatli gemodializda bo‘lgan bemorlarda ham buyraklarda orttirilgan kistalar paydo bo‘lishi tez-tez kuzatiladi. Buning sababi shundaki, dializ jarayoni davomida buyrak naychalari epiteliy hujayralarining faoliyati o‘zgaradi, buyrak parenximasida surunkali ishemiya va distrofik jarayonlar rivojlanadi. Natijada ko‘p sonli kistalar hosil bo‘ladi.

Etiologik omillar qatorida irsiy moyillik ham alohida ta'kidlash lozim. Har doim ham kistalarning paydo bo'lishi bevosita genetik mutatsiyalar bilan bog'liq bo'lmasligi mumkin, biroq oilaviy anamnezda buyrak kistalari uchrashi keyingi avlodlarda ham bu patologiyani rivojlantirish xavfini oshiradi. Bu esa genetik va tashqi muhit omillari o'zaro ta'sirda bo'lishini ko'rsatadi. Shuningdek, ayrim endokrin buzilishlar, masalan, gipertoniya yoki qandli diabet kabi kasalliklar ham buyrak to'qimalarida patofiziologik o'zgarishlarni keltirib chiqarib, kistalar rivojlanishiga zamin yaratadi.

Buyrak kistalari etiologiyasini o'rganishda yana bir muhim jihat — turmush tarzi va ekologik omillar hisoblanadi. Noto'g'ri ovqatlanish, ichimlik suvining sifatsizligi, zararli odatlar, xususan chekish va spirtli ichimliklarni ko'p iste'mol qilish buyrak faoliyatiga salbiy ta'sir ko'rsatib, degenerativ jarayonlarni tezlashtiradi. Sanoat korxonalarida ishlaydigan, og'ir metall yoki toksik moddalar bilan uzoq muddatli aloqada bo'lgan shaxslar ham buyrak kistalari rivojlanishi xavfi yuqori bo'lgan guruhga kiradi. Bu omillar organizmda oksidativ stressni kuchaytirib, hujayralarning funksional imkoniyatlarini pasaytiradi va natijada kistalar shakllanishiga olib kelishi mumkin.

Buyrak kistalarining etiologiyasini yanada chuqurroq tahlil qilganda, ushbu kasallikning shakllanishida ko‘plab o‘zaro bog‘langan mexanizmlar ishtirok etishini ko‘rish mumkin. Har bir omil o‘zicha ta’sir ko‘rsatishi mumkin bo‘lsa-da, ko‘pincha ular kombinatsiyalashgan holda kista hosil bo‘lishiga sabab bo‘ladi. Tug‘ma va orttirilgan kistalarning etiologiyasini farqlash zarur, ammo ularning rivojlanish mexanizmlari ko‘pincha bir-biriga yaqin jarayonlarga asoslanadi. Asosiy nuqta buyrak naychalari epiteliy hujayralarining g‘ayritabiiy faoliyatga o‘tishi, suyuqlikning normal oqimining buzilishi va natijada to‘planib qolishidir. Ushbu o‘zgarishlar esa turli omillar ta’sirida yuzaga keladi.

Genetik omillar tug‘ma kistalarning eng muhim sabablaridan biridir. Autosomal dominant polikistoz buyrak kasalligi butun dunyoda keng tarqalgan genetik kasalliklardan bo‘lib, odatda o‘rta yoshdan boshlab o‘zini namoyon qiladi. Bu kasallikda PKD1 yoki PKD2 genlarida mutatsiya sodir bo‘ladi va natijada hujayralararo aloqani ta'minlaydigan oqsillar ishlab chiqarilishi buziladi. Shu sababli buyrak naychalari devorlari zaiflashadi, kengayadi va ichida suyuqlik yig'ilib kista hosil bo'ladi. Autosomal retsessiv polikistoz esa kamroq uchraydi va odatda erta bolalik davrida og'ir klinik ko'rinishlar bilan namoyon bo'ladi. Bu kasallikda ham genetik buzilish natijasida hujayra faoliyati izdan chiqadi va kistalar juda ko'p hosil bo'lib, erta yoshdanoq buyrak yetishmovchiligi rivojlanadi.

Orttirilgan kistalar esa hayot davomida turli sabablarga ko'ra yuzaga keladi. Surunkali ishemiya ularning eng asosiy sabablaridan biridir. Buyrak to'qimalarida qon aylanishining yomonlashuvi hujayralar faoliyatining buzilishiga olib keladi. Ishemiya fonida hujayralarda degenerativ jarayonlar kuchayadi va ular sekretsiya bilan ajralib turgan suyuqlikni to'liq qayta so'ra olmaydi. Bu suyuqlik esa kapsula hosil qilib, kista shakllanishiga olib keladi. Surunkali arterial gipertenziya yoki ateroskleroz bilan og'rigan bemorlarda orttirilgan kistalar ko'proq uchrashi bejiz emas. Chunki bu kasalliklarda buyrak mikrotsirkulyatsiyasi buziladi, parenxima hujayralari ishemiyaga uchraydi va kistalar shakllanadi.

Yana bir muhim sabab — surunkali yallig'lanish jarayonlari. Piyelonefrit yoki glomerulonefrit kabi kasalliklarda buyrak to'qimalarida doimiy yallig'lanish mavjud bo'lib, ularning tuzilishi o'zgaradi. Yallig'lanish natijasida to'qimalar fibrozlanadi, ayrim joylarda esa suyuqlik yig'ilib qoladi. Bu jarayonlar natijasida kichik bo'shliqlar hosil bo'lib, keyinchalik ular kattalashib kistaga aylanadi. Bunday hollarda kistalar odatda notekis tuzilgan bo'ladi va ko'pincha bir nechta o'choqlarda uchraydi. Shuningdek, infeksion jarayonlar bilan bog'liq kistalar asoratlanishga moyil bo'lib, ular ichida yiringli suyuqlik ham to'planishi mumkin.

Travmatik omillar ham orttirilgan kistalar etiologiyasida alohida o'rin tutadi. Buyrak to'qimasi juda nozik va shikastlanishga moyil. Agar buyrakka kuchli zarba berilsa yoki jarrohlik amaliyotida parenxima jarohatlansa, organizm ushbu jarohatni suyuqlik yig'ilib qolishi orqali cheklab qo'yishi mumkin. Natijada avval kichik gematoma yoki suyuqlik bo'shlig'i hosil bo'ladi, keyinchalik bu bo'shliq kapsula bilan qoplanadi va kista shakllanadi. Travmadan keyin hosil bo'lgan kistalar ko'pincha solitar bo'lib, ularning joylashuvi jarohat o‘chog‘i bilan bevosita bog‘liq bo‘ladi.

Dializga bog‘liq orttirilgan kistalar ham tibbiyotda keng o‘rganilgan. Surunkali buyrak yetishmovchiligi tufayli uzoq muddat gemodializ qilinadigan bemorlarda vaqt o‘tishi bilan buyraklarda ko‘plab kistalar hosil bo‘ladi. Bu jarayon dializ bilan bog‘liq bo‘lgan doimiy ishemik va degenerativ o‘zgarishlar natijasida yuzaga keladi. Bunday kistalar xavfli hisoblanadi, chunki ular malign o‘sma rivojlanishiga moyil bo‘ladi. Shu sababli dializda bo‘lgan bemorlar muntazam ravishda ultratovush va tomografik tekshiruvlardan o‘tkaziladi.

Etiologiyada endokrin va metabolik buzilishlarning ham o‘rni katta. Masalan, qandli diabet bilan og‘rigan bemorlarda glyukoza almashinuvining buzilishi tufayli buyrak naychalari epiteliy hujayralarining faoliyati izdan chiqadi. Bu jarayon ham kistalar shakllanishiga yordam beradi. Arterial gipertenziya ham buyrak tomirlariga salbiy ta’sir ko‘rsatib, parenximada mikrosirkulyator o‘zgarishlarga olib keladi va kistalar rivojlanishiga sharoit yaratadi. Shuningdek, ayrim gormonal buzilishlar, masalan, giperkortitsizm yoki qalqonsimon bez kasalliklari ham bilvosita buyrak faoliyatini o‘zgartirib, kista hosil bo‘lishiga ta’sir qilishi mumkin.

Turmush tarzi va tashqi muhit omillari ham e’tibordan chetda qolmasligi kerak. Chekish, spirtli ichimliklarni suiiste’mol qilish, noto‘g‘ri ovqatlanish buyraklarga ortiqcha yuklama beradi va ularning faoliyatini susaytiradi. Zararli sanoat sharoitlarida ishlaydigan, kimyoviy moddalar bilan uzoq vaqt aloqada bo‘ladigan shaxslar ham buyrak kistalari rivojlanishi xavfi yuqori guruhga kiradi. Chunki toksik moddalar hujayra darajasida oksidativ stressni kuchaytiradi, buyrak epiteliy hujayralarining regeneratsiya qobiliyatini pasaytiradi va natijada kistalar paydo bo‘lishi mumkin.

Shunday qilib, buyrak kistalarining etiologiyasi ko‘p omillarga bog‘liq bo‘lib, genetik, degenerativ, yallig‘lanish, travmatik, infeksion va ekologik omillar o‘zaro bog‘langan holda ularning shakllanishiga sabab bo‘ladi. Har bir etiologik omilni to‘g‘ri baholash shifokorga tashxis qo‘yishda va davolash strategiyasini tanlashda katta yordam beradi. Ayniqsa murakkab kistalar yoki polikistoz kasalliklarini o'z vaqtida aniqlash va ularning sabablarini tushunish bemor hayotini saqlab qolishda hal qiluvchi ahamiyat kasb etadi.

3-MAVZU. Buyrak kistalarining patogenezi

Buyrak kistalarining patogenezini chuqur o‘rganish ushbu kasallikning rivojlanish mexanizmlarini yaxshiroq tushunish va to‘g‘ri tashxis hamda samarali davolash choralarini tanlashda juda muhimdir. Kistalarning hosil bo‘lish jarayoni turli etiologik omillar ta’siri ostida kechadi, ammo ularning patogenetik asoslari ko‘p hollarda umumiy qonuniyatlarga tayanadi. Asosiy nuqta buyrak naychalari epiteliy hujayralarining strukturaviy va funksional buzilishi, suyuqlikning normal oqimi izdan chiqishi, hujayralarda proliferatsiya va differensiasiya jarayonlarining buzilishi hamda stromal va tomir tizimidagi o‘zgarishlardir. Ushbu mexanizmlarning kombinatsiyasi kista shakllanishiga olib keladi.

Patogenezning eng muhim bosqichlaridan biri buyrak naychalari epiteliy hujayralarining sekretsion faoliyatining oshishi va reabsorbsion qobiliyatining pasayishidir. Oddiy sharoitda buyrak naychalari filtrlangan suyuqlikni qayta so‘rib, organizmda suv va elektrolitlar balansini ta’minlaydi. Ammo turli sabablar ta’sirida hujayralar bu qobiliyatini yo‘qotadi. Natijada suyuqlikning bir qismi qayta so‘rilmaydi, naycha bo‘shlig‘ida yig‘ilib qoladi va asta-sekin uning devorlarini kengaytirib, kista hosil qiladi. Shu jarayonda hujayralarning proliferatsiyasi kuchayib, epiteliy qavati qalinlashadi va kistalarning kapsulasi shakllanadi.

Genetik shakllarda patogenez yanada murakkab kechadi. Masalan, autosomal dominant polikistozda PKD1 va PKD2 genlaridagi mutatsiyalar natijasida politsistin-1 va politsistin-2 oqsillari sintezida nuqson yuzaga keladi. Bu oqsillar hujayralararo aloqa va kaltsiy signallarini tartibga solishda muhim rol o‘ynaydi. Ularning yetishmovchiligi hujayralararo signalizatsiyani buzib, epiteliy hujayralarining proliferatsiyasini haddan tashqari kuchaytiradi va apoptoz mexanizmlarini izdan chiqaradi. Shu bilan birga, suyuqlik sekretsiyasi ortib, reabsorbsiyasi kamayadi. Bu jarayonlar natijasida ko‘plab kistalar hosil bo‘lib, ular buyrak parenximasini siqib chiqaradi, nefronlarning faoliyati buziladi va oxir-oqibat surunkali buyrak yetishmovchiligi rivojlanadi.

Patogenezda hujayra membranalaridagi ion kanallari va transport tizimlarining o'zgarishi ham katta ahamiyatga ega. Mutatsiyalar yoki tashqi omillar ta'sirida natriy, kaliy va kaltsiy kanallari faoliyatining buzilishi natijasida hujayralarda elektrolitlar muvozanati izdan chiqadi. Kaltsiyning hujayra ichida kamayishi proliferatsiya jarayonlarini yanada kuchaytiradi. Bundan tashqari, natriy-kanallarning ortiqcha faolligi suyuqlikning hujayralararo bo'shliqlarga oqib chiqishiga olib keladi. Shu yo'sinda kistalarning hajmi ortib boradi.

Yallig'lanish jarayonlari bilan bog'liq kistalarda patogenez boshqa yo'l bilan kechadi. Surunkali yallig'lanish vaqtida buyrak parenximasida fibroblastlar faollashadi, kollagen tolalari ko'payadi va fibroz jarayon boshlanadi. Shu jarayon davomida ayrim joylarda bo'shliqlar hosil bo'ladi va ular suyuqlik bilan to'lib kista shakllanadi. Yallig'lanish mediatorlari, jumladan sitokinlar, interleykinlar va o'sma nekroz faktori hujayralarning apoptozini rag'batlantirib, epiteliy qavatining parchalanishiga olib keladi. Shu bilan birga, angiogenez jarayonlari ham buzilib, tomirlarning o'sishi notekis bo'ladi. Natijada ayrim joylarda ishemiya kuchayadi va bu ham kista shakllanishini tezlashtiradi.

Travmadan keyin hosil bo‘ladigan kistalar patogenezida jarohatlangan joydagi gematoma yoki suyuqlik to‘planishi hal qiluvchi omil hisoblanadi. Jarohatdan keyin qon va limfa suyuqligi to‘qimalar orasida yig‘ilib qoladi, organizm esa uni kapsula bilan o‘rab qo‘yadi. Shu kapsula asta-sekin qalinlashib, kista shakliga aylanadi. Vaqt o‘tishi bilan u ichida toza suyuqlik, ayrim hollarda esa gemorragik yoki yiringli suyuqlik saqlashi mumkin. Bu jarayon organizmning jarohatni chegaralash va to‘qimalarni himoya qilish mexanizmi sifatida qaraladi, ammo natijada patologik kista hosil bo‘ladi.

Patogenezda tomir tizimidagi o‘zgarishlar ham muhim rol o‘ynaydi. Buyrak mikrotsirkulyatsiyasining buzilishi, ishemik o‘zgarishlar va gipoksiya hujayralarda metabolik jarayonlarni izdan chiqaradi. Kislorod yetishmovchiligi sharoitida hujayralar anaerob metabolizmga o‘tadi va bu esa laktat to‘planishiga, oksidativ stress kuchayishiga olib keladi. Oksidativ stress esa hujayra membranalarini shikastlaydi, DNKda mutatsiyalarni kuchaytiradi va apoptozni rag'batlantiradi. Shu tarzda to'qimalar parchalanadi, ularning o'rnida kistalar shakllanadi.

Metabolik va endokrin omillarga bog'liq kistalarda patogenez biroz o'ziga xos kechadi. Qandli diabetda glyukozaning yuqori darajasi buyrak naychalari epiteliy hujayralariga toksik ta'sir ko'rsatadi. Glyukoza va oqsillar o'rtasida glikozillash jarayoni kuchayib, hujayra membranalari qalinlashadi, reabsorbsiya jarayoni pasayadi. Shu bilan birga, glyukoza suyuqlikni o'ziga tortib, naycha bo'shlig'ida suyuqlik miqdorini ko'paytiradi. Natijada epiteliy devorlari kengayib, kistalar hosil bo'ladi. Gormonal buzilishlarda esa ayrim gormonlarning ortiqcha sekretsiyasi yoki yetishmovchiligi buyrak naychalari epiteliyida proliferativ o'zgarishlarni keltirib chiqaradi. Masalan, kortizolning yuqoriligi fibroblastlar faolligini oshirib, stromada kollagen yig'ilishini kuchaytiradi va fibroz jarayon kistalarning shakllanishini tezlashtiradi.

Patogenez jarayonini yakuniy natijasi sifatida kistalarning o'sishi va buyrak to'qimalarining siqilishi ko'zga tashlanadi. Kistalar hajmi ortib borgani sari parenximani siqib chiqaradi, qon aylanishini buzadi, faol nefronlarning sonini kamaytiradi. Bu jarayon davom etishi natijasida arterial gipertenziya, gidronefroz, ikkilamchi infeksiyalar va oxir-oqibat surunkali buyrak yetishmovchiligi yuzaga keladi.

Buyrak kistalarining patogenezi turli xil omillar ta'sirida shakllanadigan murakkab jarayon bo'lib, u genetik, molekulyar, hujayraviy va to'qima darajasidagi o'zgarishlarni o'z ichiga oladi. Birinchi qismda kistalarning hosil bo'lishiga sabab bo'luvchi asosiy mexanizmlar ko'rib chiqildi, endi esa ushbu jarayonlarning chuqurroq qatlamlariga e'tibor qaratish lozim. Kistalarning rivojlanishida hujayra proliferatsiyasi, apoptotik mexanizmlar, signal yo'llarining buzilishi va to'qimalararo muvozanatning izdan chiqishi asosiy rolni o'ynaydi.

Patogenezda eng muhim yo'nalishlardan biri bu hujayralarning noto'g'ri differensiallanishi va proliferatsiyasidir. Oddiy sharoitda buyrak naychalari epiteliy hujayralari aniq tartibga solingan mitoz jarayoni orqali yangilanadi. Lekin genetik mutatsiyalar yoki tashqi omillar ta'sirida bu jarayon tartibsizlashadi. Hujayralar nazoratsiz ko'payadi, biroq ularning funksional yetukligi to'liq shakllanmaydi. Natijada naycha bo'shlig'i deformatsiyaga uchraydi, uning devorlari kengayadi va suyuqlik yig'ilishi uchun qulay sharoit yaratiladi. Shu asosda dastlab mayda kistalar, keyinchalik esa kattalashgan patologik bo'shliqlar hosil bo'ladi.

Buyrak kistalarining shakllanishida hujayra ichidagi signalizatsiya tizimlarining buzilishi ham muhim ahamiyatga ega. Xususan, cAMP, MAPK va mTOR yo'llarining faollashishi epiteliy hujayralarining ko'payishini kuchaytiradi. Ayniqsa mTOR signallash tizimi proliferatsiya va metabolizmni boshqarishda yetakchi rol o'ynaydi. Bu tizimning haddan tashqari faollashuvi hujayralarda ortiqcha bo'linish jarayonini keltirib chiqaradi. Shu bilan birga, kaltsiy metabolizmining buzilishi ham kistogenezning markazida turadi. Kaltsiyning hujayra ichida kamayishi proliferatsiyani oshiradi, apoptoz jarayonini sekinlashtiradi va natijada hujayralar hayotiyligining davom etishiga olib keladi. Bu esa kistalarning o‘sishi uchun qo‘shimcha imkoniyat yaratadi.

Patogenezda stromal va interstisial o‘zgarishlar ham muhim o‘rin tutadi. Kistalar atrofidagi to‘qimalarda fibroblastlarning faollashishi kuzatiladi. Ular ortiqcha kollagen ishlab chiqaradi, fibroz jarayonni tezlashtiradi va buyrakning elastik xususiyatlarini kamaytiradi. Fibroz natijasida qon tomirlar siqilib qoladi, mikrosirkulyatsiya buziladi va gipoksiya kuchayadi. Gipoksiya esa oksidativ stressni kuchaytiradi, natijada erkin radikallar ko‘payadi, hujayralar DNKsi shikastlanadi va yangi mutatsiyalar paydo bo‘ladi. Bu jarayon o‘z navbatida kistogenezni yanada jadallashtiradi.

Buyrak kistalarining shakllanishida suyuqlikning roli ham katta. Kistalar devoridagi epiteliy hujayralar ko‘pincha sekretor faoliyatini oshiradi. Ular turli transport oqsillari orqali suyuqlikni bo‘shliqqa chiqaradi, ammo uni qayta so‘rib olish mexanizmi yetarli darajada ishlamaydi. Natijada kistada suyuqlik hajmi ortib boradi. Bu jarayon davomida bosim ko‘tariladi, kapsula devorlari kengayadi va kista hajmi kattalashadi. Bu mexanizm oddiy kistalarda ham, murakkab genetik shakllarda ham umumiy hisoblanadi.

Yallig'lanish komponenti bo'lgan kistalarda immun tizimining roli alohida ahamiyat kasb etadi. Yallig'lanish jarayonida T-limfotsitlar, makrofaglar va neyrofil granulotsitlar faollashadi. Ular sitokinlar va kimokinlar ajratib chiqaradi. Ushbu mediatorlar fibroblastlarni rag'batlantirib, kollagen ishlab chiqarishni kuchaytiradi, epiteliy hujayralarining proliferatsiyasini rag'batlantiradi va angiogenezni tartibsizlashtiradi. Shu bilan birga, immun hujayralarining o'zi ham oksidativ stressni kuchaytiradi, erkin radikallar chiqaradi va to'qimalarda shikastlanishni yanada og'irlashtiradi. Bunday sharoitda kistalar tezroq kattalashadi va ular yiringli mazmunga ega bo'lishi mumkin.

Buyrak kistalarining rivojlanishida gormonal omillar ham sezilarli ta'sir ko'rsatadi. Masalan, estrogen va progesteron gormonlari epiteliy hujayralarida proliferatsiyani oshirishi mumkinligi aniqlangan. Shu sababli ba'zi ayollarda gormonal o'zgarish davrlarida kistalarning hajmi kattalashishi yoki ularning soni ortishi kuzatiladi. Bundan tashqari, paratiroid gormonining ortiqcha ishlab chiqarilishi kaltsiy almashinuvini buzadi va bu ham kista hosil bo‘lish jarayoniga bevosita ta’sir qiladi.

Patogenezning yana bir qismi buyrakning kompensator imkoniyatlari bilan bog‘liq. Buyrakda kista paydo bo‘lganida qolgan sog‘lom nefronlar yuklamani o‘z zimmasiga oladi. Ular gipertrofiya va gipertoniya holatida ishlashni boshlaydi. Ammo bu jarayon uzoq davom eta olmaydi. Vaqt o‘tishi bilan ortiqcha yuklama ularning ham shikastlanishiga olib keladi. Shu tarzda dastlab kichik hajmli kista umumiy buyrak faoliyatining buzilishiga sabab bo‘lishi mumkin.

Buyrak kistalari patogenezining muhim jihatlaridan yana biri bu ularning bosqichma-bosqich shakllanish jarayonidir. Dastlab buyrak naychalari epiteliy hujayralarida mikrostruktural o‘zgarishlar boshlanadi, ular mikroskopik darajada ko‘zga tashlanishi mumkin, ammo klinik belgilarsiz kechadi. Keyinchalik suyuqlikning yig‘ilishi kuchayib, epiteliy qavati kengayadi va naychaning ayrim segmentlari torayib yoki butunlay berkiladi. Bu bosqichda mikroskopik kistalar hosil bo‘la boshlaydi. Ularning rivojlanish jarayoni davomida atrofdagi to‘qimalar ham o‘zgarishga uchraydi, stromada fibroz jarayon boshlanadi, qon tomirlari siqiladi va mikrotsirkulyatsiya buziladi. Shu tarzda patogenez murakkablashib, kista asta-sekin klinik ahamiyat kasb eta boshlaydi.

Genetik kasalliklarda patogenez doimiy va progressiv xususiyatga ega bo‘ladi. Polikistoz kasalligida genetik nuqson tufayli hujayralarning proliferatsiyasi cheklanmaydi, ularning bo‘linishi nazoratdan chiqadi. Shu sababli har bir yangi hosil bo‘lgan kista atrofida yana boshqa kistalarning shakllanishi uchun sharoit tug‘iladi. Bunday jarayonlarda signallash tizimlari, xususan, Wnt, mTOR va MAPK yo‘llarining haddan tashqari faollashuvi kuzatiladi. Bu yo‘llarning ortiqcha ishga tushishi hujayralarni uzluksiz o‘sishga majbur qiladi. Shuningdek, mitoxondriyalar faoliyati ham buzilib, energiya almashinuvi izdan chiqadi. Hujayralar energiyani samarali ishlab chiqara olmaydi, natijada oksidativ stress kuchayadi va bu ham proliferatsiyani yanada rag‘batlantiradi.

Oddiy kistalar patogenezida esa ko‘proq lokal mexanik va degenerativ o‘zgarishlar muhim rol o'ynaydi. Masalan, yoshi katta odamlarda buyrak parenximasida qon aylanishining sekinlashuvi, hujayra regeneratsiyasining pasayishi va stromaning qalinlashishi tufayli mayda bo'shliqlar paydo bo'ladi. Bu bo'shliqlar sekin-asta suyuqlik bilan to'ladi va kistalarga aylanadi. Bunday jarayon ko'pincha simptomlarsiz kechadi va faqat instrumental tekshiruvlarda aniqlanadi. Shunday bo'lsa-da, ular ham vaqt o'tishi bilan kattalashib, parenximani siqib chiqarishi mumkin.

Yallig'lanish jarayonlari bilan bog'liq patogenezda immun tizimi faol ishtirok etadi. Yallig'lanish mediatorlari hujayralarning apoptozini tezlashtirgani sababli, epiteliy qavatida bo'shliqlar paydo bo'ladi. Shu bo'shliqlar o'z navbatida suyuqlik bilan to'lib, kista hosil qiladi. Shu jarayonda makrofaglar, neytrofillar va limfotsitlar faol ishtirok etib, yallig'lanishning davomiyligini ta'minlaydi. Buning natijasida kistalar tezroq shakllanadi va ular ichida yiringli suyuqlik to'planishi mumkin. Agar yallig'lanish uzoq davom etsa, fibroz jarayon kuchayadi va buyrak parenximasi qayta tiklanmas darajada shikastlanadi.

Travmatik kistalar patogenezida organizmning himoya mexanizmi asosiy rol o‘ynaydi. Jarohatdan keyin organizm o‘zini himoya qilish uchun qon va suyuqlik to‘planib qolgan joyni kapsula bilan o‘rab qo‘yadi. Bu kapsula fibroz to‘qimalardan tashkil topadi va vaqt o‘tishi bilan mustahkamlanadi. Bunday kistalar ichida qon, plazma yoki boshqa suyuqliklar bo‘lishi mumkin. Ularning hajmi jarohatning og‘irligiga va organizmning tiklanish qobiliyatiga qarab turlicha bo‘ladi.

Metabolik va endokrin omillar bilan bog‘liq kistalar patogenezida hujayralardagi moddalar almashinuvi buzilishi yetakchi o‘rinda turadi. Masalan, gipertoniya kasalligi uzoq vaqt davom etganda buyrak tomirlari qalinlashadi, ularning elastikligi kamayadi va buyrak to‘qimalarida ishemiya kuchayadi. Shu jarayonda naycha epiteliylari yetarlicha oziqlanmaydi, ular degeneratsiyaga uchraydi va natijada kistalar shakllanadi. Shuningdek, gormonlarning izdan chiqishi ham bu jarayonni tezlashtiradi. Masalan, paratireoid gormonining ortishi suyaklardan kalsiyning chiqib ketishiga, buyraklarda esa kalsiy tuzlarining cho‘kib qolishiga olib keladi.

Bu holat naychalar faoliyatini izdan chiqarib, kista hosil bo‘lishiga sabab bo‘ladi.

Patogenez jarayonida suyuqlikning kimyoviy tarkibi ham muhim ahamiyatga ega. Kistalar ichidagi suyuqlik ko‘pincha seroz bo‘ladi, ammo ba’zan gemorragik yoki yiringli xususiyatga ega bo‘lishi mumkin. Bu suyuqlikning xususiyatlari kistaning kelib chiqish sababiga bog‘liq. Masalan, yallig‘lanish natijasida hosil bo‘lgan kistalarda suyuqlik ichida yallig‘lanish hujayralari va oqsillar ko‘proq uchraydi. Travmatik kistalarda esa qon aralash suyuqlik saqlanishi kuzatiladi. Shu suyuqlikning bosimi ham kistalarning o‘sishini tezlashtiradi, chunki ichki bosim devorlarni kengaytirib, atrofdagi to‘qimalarni siqadi.

Buyrak kistalari patogenezining muhim natijasi ularning funksional oqibatlaridir. Kistalar hajmi kattalashgani sari ular buyrak to‘qimalarini siqib, faol nefronlarning sonini kamaytiradi. Bu esa filtratsiya jarayonining sekinlashishiga olib keladi. Shu bilan birga, buyraklarda qon aylanishi ham izdan chiqadi va gipertenziya rivojlanadi. Bunday holatlarda renin-angiotenzin-aldosteron tizimi haddan tashqari faollashadi, bu esa qon bosimini yanada oshiradi. Natijada kistalar nafaqat buyrak faoliyatini, balki butun organizmning gemodinamik muvozanatini buzadi.

Shunday qilib, buyrak kistalari patogenezida turli mexanizmlar bir-biri bilan uzviy bog'liq bo'lib, ular ketma-ketlikda va bir-birini kuchaytiruvchi tarzda kechadi. Genetik, metabolik, yallig'lanish, travmatik va degenerativ omillar turlicha boshlang'ich mexanizmlarni ishga tushirsa-da, yakuniy natija doim bir xil – buyrak parenximasida kistalarning shakllanishi, ularning kattalashib borishi va buyrak faoliyatining izdan chiqishi hisoblanadi. Patogenezni chuqur tushunish shifokorlarga nafaqat kasallikni erta aniqlash, balki uni samarali davolash va oldini olishda ham keng imkoniyatlar yaratadi.

4-MAVZU. Buyrak kistalarining tasnifi

Buyrak kistalarining tasnifi tibbiyot amaliyotida muhim o'rin tutadi, chunki u nafaqat kasallikni to'g'ri aniqlash, balki davolash taktikasini tanlash, prognozni belgilash va kelgusida yuzaga kelishi mumkin bo'lgan asoratlarni oldindan baholash imkonini beradi. Kistalarning turlari juda ko'p bo'lib, ularning ajratilishi bir nechta mezonlarga asoslanadi. Avvalo, kistalar tug'ma va orttirilgan shakllarga bo'linadi. Tug'ma kistalar genetik omillar yoki embrional rivojlanish davrida yuzaga kelgan nuqsonlar bilan bog'liq bo'lib, ko'pincha ko'p sonli va ikkala buyrakda bir vaqtda uchraydi. Orttirilgan kistalar esa odatda hayot davomida turli kasalliklar, yallig'lanish jarayonlari, travmalar yoki qon aylanishining buzilishi oqibatida hosil bo'ladi.

Oddiy kistalar eng ko'p uchraydigan shakl bo'lib, ularning devorlari yupqa, ichida seroz suyuqlik saqlanadi. Ular odatda yolg'iz bo'ladi va kichik hajmda qolsa, ko'pincha klinik belgilar bermaydi. Murakkab kistalar esa devorlari qalin, ichida bo'linmalar, kalsifikatlar yoki qon aralash suyuqlik bo'lishi bilan farqlanadi. Bunday kistalar malign jarayonlar xavfi yuqori bo'lgani sababli ularni kuzatib borish va zarurat tug'ilganda jarrohlik usullari bilan olib tashlash muhimdir.

Buyrak kistalari lokalizatsiyasi bo'yicha ham tasnif qilinadi. Ular kortikal kistalar, medullar kistalar va parapelvik kistalarga bo'linadi. Kortikal kistalar buyrakning tashqi qismida, ya'ni korteksida joylashadi. Ular odatda oddiy bo'lib, ko'p hollarda tasodifan aniqlanadi. Medullar kistalar buyrak piramidalari hududida joylashadi va ba'zida buyrakning suyuqlik chiqarish faoliyatiga ta'sir qilishi mumkin. Parapelvik kistalar esa buyrak jomiga yaqin joylashadi va ular kattalashganda siydik oqimini to'sib, gidronefrozga olib kelishi mumkin.

Tasnifning yana bir muhim mezoni ularning soni bo'lib, kistalar yolg'iz yoki ko'p sonli bo'lishi mumkin. Yolg'iz kistalar ko'pincha orttirilgan bo'lsa, ko'p sonli kistalar tug'ma kasalliklar, jumladan, polikistozning belgisi sifatida namoyon bo'ladi. Polikistoz kasalliklari autosomal dominant va autosomal retsessiv shakllarda uchraydi. Dominant shakl odatda kattalarda rivojlanib, ko‘plab kistalar hosil qilishi bilan xarakterlanadi. Retsessiv shakl esa bolalik yoki chaqaloqlik davrida paydo bo‘lib, og‘ir kechishi bilan ajralib turadi.

Kistalarning klinik va morfologik tasnifida ularning hajmi ham muhim mezon hisoblanadi. Mayda kistalar odatda besh millimetrgacha bo‘lib, ularni faqat maxsus instrumental usullar orqali aniqlash mumkin. O‘rta kattalikdagi kistalar bir necha santimetrga yetishi mumkin, katta kistalar esa o‘n santimetr va undan ortiq bo‘lib, ular klinik jihatdan sezilarli belgilar keltirib chiqaradi. Hajmning ortishi parenximani siqib chiqaradi, qon aylanishini buzadi va buyrak faoliyatini izdan chiqaradi.

Buyrak kistalarining tasnifida xalqaro miqyosda keng qo‘llaniladigan Bosniak klassifikatsiyasi ham muhim ahamiyatga ega. Ushbu tasnif kompyuter tomografiya asosida tuzilgan bo‘lib, kistalarni oddiy va murakkab shakllarga ajratadi hamda ularning malign o‘sma rivojlanish xavfini baholashga yordam beradi. Bosniak tizimida I-darajali kistalar oddiy bo‘lib, xavf tug‘dirmaydi. II-darajali kistalar ozgina murakkab bo‘lib, devorlarida ingichka bo‘linmalar bo‘lishi mumkin. II-F darajali kistalarda esa kuzatuv zarur, chunki ular murakkablashish xavfiga ega. III-darajali kistalarda devorlar qalinlashgan, bo‘linmalar ko‘plab uchraydi va malignlik ehtimoli yuqori bo‘ladi. IV-darajali kistalar esa deyarli xavfli o‘smalar sifatida qaraladi va ko‘pincha jarrohlik yo‘li bilan olib tashlanadi.

Tasniflash jarayonida kistalarning tarkibi ham hisobga olinadi. Ular seroz kistalar, gemorragik kistalar va yiringli kistalarga bo‘linadi. Seroz kistalarda tiniq suyuqlik saqlansa, gemorragik kistalarda qon aralashmasi mavjud bo‘ladi. Yiringli kistalar esa infeksiya qo‘shilganida hosil bo‘ladi va ular organizm uchun xavfli hisoblanadi.

Shunday qilib, buyrak kistalarining tasnifi keng qamrovli bo‘lib, ularning kelib chiqishi, morfologiyasi, soni, joylashuvi, hajmi va tarkibiga qarab ajratiladi. Bu tasnif klinik amaliyotda shifokorlarga tashxis qo‘yishda, davolash yo‘nalishini tanlashda va prognozni baholashda katta yordam beradi. Har bir tur o‘ziga xos patogenez va klinik kechish bilan tavsiflanadi, shuning uchun to‘g‘ri tasnif kasallikni samarali boshqarishda asosiy omillardan biridir.

Buyrak kistalarini tasniflashda ularning kelib chiqish mexanizmlari va klinik oqibatlari ham muhim ahamiyatga ega. Shifokorlar uchun kistani nafaqat morfologik belgilariga qarab, balki ularning rivojlanish sababi va organizmga ta'sir darajasiga ko'ra ham ajratish zarurdir. Masalan, tug'ma kistalar embrional davrdagi rivojlanish nuqsonlari bilan bog'liq bo'lib, ko'pincha ko'p sonli va simmetrik joylashadi. Orttirilgan kistalar esa hayot davomida yallig'lanish, jarohat, qon aylanishi buzilishi yoki metabolik omillar tufayli hosil bo'ladi. Ularning ko'pchiligi yolg'iz bo'lsa-da, ba'zida ko'p sonli shakllarda ham uchrashi mumkin.

Tasdiqlangan klinik amaliyotda buyuriladigan tasniflardan biri kistalarning funksional ta'siriga asoslanadi. Ayrim kistalar klinik jihatdan ahamiyatsiz bo'lib, tasodifan instrumental tekshiruvlarda aniqlanadi. Bunday kistalar ko'pincha oddiy va kichik hajmda bo'ladi. Ammo katta yoki murakkab kistalar siydik oqimini buzib, buyrak jomida bosim oshishiga olib keladi, gidronefroz, surunkali og‘riqlar va arterial gipertenziya kabi asoratlarni chaqirishi mumkin. Shu sababli tasniflashda kistaning klinik ahamiyati ham inobatga olinadi.

Polikistoz kasalliklari alohida guruh sifatida ko‘riladi, chunki ular ko‘pincha irsiy xarakterga ega va og‘ir oqibatlarga olib kelishi mumkin. Autosomal dominant polikistoz kattalarda eng ko‘p uchraydigan shakl bo‘lib, odatda 30–40 yoshdan keyin klinik belgilarini ko‘rsatadi. Bu kasallikda ikkala buyrakda ham ko‘plab kistalar rivojlanadi va ularning hajmi kattalashib, parenximani siqib chiqaradi. Autosomal retsessiv polikistoz esa kamroq uchraydi va odatda bolalik davrida o‘zini namoyon qiladi. Ushbu shakl og‘ir kechib, ko‘pincha erta yoshda buyrak yetishmovchiligiga olib keladi.

Medullar spongiform buyrak ham kistoz kasalliklarning maxsus turi hisoblanadi. Bu holatda buyrak piramidalarida mayda kistalar ko‘plab shakllanadi va ular siydik oqimini qisman buzishi mumkin. Klinik jihatdan bu kasallik ko‘pincha kattalashgan kistalar paydo bo‘lmaguncha sezilmaydi. Parapelvik kistalar esa buyrak jomi atrofida joylashib, siydik oqimini to‘sib qo‘yishi bilan ahamiyatlidir. Ularning kattalashishi gidronefrozga va siydik yo‘llarida infeksiyalar rivojlanishiga olib kelishi mumkin.

Buyrak kistalarining xalqaro tasnifida Bosniak klassifikatsiyasi alohida o‘rin tutadi. Bu tizim tasniflashning eng aniq va universal usullaridan biri bo‘lib, kompyuter tomografiya ma’lumotlariga asoslanadi. Bosniak I-darajali kistalar oddiy, xavfsiz bo‘lib, ularni kuzatish shart emas. II-darajali kistalar biroz murakkab bo‘lishi mumkin, ammo malignlik xavfi juda past hisoblanadi. II-F darajali kistalarda esa kuzatuv muhim, chunki ular vaqt o‘tishi bilan murakkablashishi mumkin. III-darajali kistalarda devorlari qalinlashgan, kontrast moddani o‘zlashtiradigan bo‘linmalar mavjud bo‘ladi, bu esa malignlik ehtimolini ko‘rsatadi. IV-darajali kistalar esa deyarli xavfli o‘smalar sifatida qaraladi va jarrohlik yo‘li bilan olib tashlash zarur bo‘ladi. Shu bois Bosniak tasnifi tashxis qo‘yish va davolash taktikasini tanlashda juda muhim vositadir.

Shuningdek, kistalar ichidagi suyuqlik tarkibi ham tasniflashda muhimdir. Seroz kistalarda odatda tiniq suyuqlik bo‘lib, ular oddiy shakl sifatida qaraladi. Gemorragik kistalarda esa qon aralashgan bo'ladi, bu ko'pincha travma yoki ichki qon tomirlarning yorilishi bilan bog'liq. Yiringli kistalar esa infeksiya qo'shilganida hosil bo'ladi va ular klinik jihatdan xavfli hisoblanadi, chunki infeksiya buyrak parenximasini tezda zararlaydi.

Kistalarni tasniflashning yana bir usuli ularning evolyutsion bosqichlariga asoslanadi. Dastlab kichik va oddiy kistalar hosil bo'ladi, ular vaqt o'tishi bilan kattalashib, murakkablashadi. Murakkab kistalarda devor qalinlashadi, bo'linmalar hosil bo'ladi, ichida kalsifikatlar paydo bo'lishi mumkin. Bu bosqichda malign jarayon rivojlanish ehtimoli sezilarli darajada ortadi. Shu sababli evolyutsion tasnif kasallikning keyingi oqibatlarini oldindan baholash imkonini beradi.

Kistalarni tasniflashda klinik qo'llaniladigan yana bir muhim yondashuv ularni simptomatik va asimptomatik shakllarga ajratishdir. Asimptomatik kistalar klinik belgilarsiz kechadi va ko'pincha tasodifan aniqlanadi. Simptomatik kistalar esa og'riq, siydik buzilishlari, qon aralash siydik yoki arterial gipertenziya bilan namoyon bo‘ladi. Ushbu tasnif davolash taktikasini tanlashda muhim, chunki asimptomatik kistalarni faqat kuzatish yetarli bo‘lsa, simptomatik kistalarda faol davolash talab etiladi.

Shunday qilib, buyrak kistalarining tasnifi turli mezonlarga asoslanadi: kelib chiqishi, morfologiyasi, joylashuvi, soni, hajmi, suyuqlik tarkibi, klinik ahamiyati va malignlik xavfi. Har bir tasnif o‘ziga xos maqsadga xizmat qiladi va shifokorlarga kasallikni to‘g‘ri baholashda yordam beradi. To‘g‘ri tasniflash orqali shifokorlar tashxisni aniqlik bilan qo‘yishi, davolash usullarini to‘g‘ri tanlashi va bemor uchun eng maqbul prognozni belgilashi mumkin. Tasnifning keng qamrovli bo‘lishi kasallikning turli shakllarini ajratib ko‘rsatish va ularni boshqarishda samarali yondashuvni ta’minlaydi.

5-MAVZU. Buyrak kistalarining klinik kechishi

Buyrak kistalarining klinik kechishi juda xilma-xil bo'lib, ularning o'lchami, joylashuvi, soni, tuzilishi, suyuqlik tarkibi va bemorning umumiy sog'lig'i bilan chambarchas bog'liqdir. Ko'plab hollarda oddiy va kichik kistalar umuman klinik belgilarsiz kechadi va bemor ularning mavjudligidan bexabar bo'ladi. Bunday holatlar ko'pincha boshqa kasallik tufayli bajarilgan ultratovush tekshiruvi yoki kompyuter tomografiya jarayonida tasodifan aniqlanadi. Shuning uchun buyrak kistalari klinik amaliyotda "tasodifiy topilma" sifatida ko'p qayd etiladi. Ammo kistaning hajmi kattalashishi yoki u murakkab tuzilishga ega bo'lsa, turli simptomlar bilan namoyon bo'ladi.

Kichik, asimptomatik kistalar odatda bemorga hech qanday noqulaylik tug'dirmaydi. Ammo ular o'sib, 5–6 santimetr yoki undan katta hajmga yetganda, buyrakning parenximasiga bosim tushira boshlaydi. Bu esa asta-sekin og‘riq sindromiga olib keladi. Og‘riq odatda bel sohasida, yonboshda yoki qorin bo‘shlig‘ining yuqori qismida seziladi. Og‘riqlar ko‘pincha to‘satdan emas, balki sekin kuchayuvchi, doimiy yoki ba’zan to‘lqinsimon xarakterga ega bo‘ladi. Bunday belgilar kistaning tashqi kapsulaga bosimi, nerv tolalarini siqishi yoki siydik oqimini buzishi bilan izohlanadi.

Buyrak kistalari klinik kechishida yana bir muhim belgi bu siydikdagi o‘zgarishlardir. Katta yoki murakkab kistalarda siydik bilan qon ajralishi mumkin. Bu holat gematuriya deb ataladi va ko‘pincha mikroskopik darajada aniqlanadi, ya’ni bemor buni sezmasligi ham mumkin. Biroq ayrim hollarda siydik ko‘zga ko‘rinadigan darajada qizg‘ish yoki jigarrang tus oladi. Gematuriya kista ichida joylashgan tomirlarning yorilishi yoki siydik yo‘llariga bosim o‘tkazilishi bilan bog‘liq bo‘ladi.

Klinik kechishda infeksion asoratlar ham tez-tez kuzatiladi. Agar kistaga infeksiya qo‘shilsa, unda yiringli jarayon boshlanadi. Bunda bemorda isitma, umumiy holsizlik, titroq, bel sohasida kuchli og‘riq, siydik ajratishda og‘riq va disuriya kuzatiladi. Infeksiyalangan kistalar xavfli hisoblanadi, chunki ular piyelonefrit, sepsis va buyrak parenximasining jiddiy zararlanishiga olib kelishi mumkin.

Buyrak kistalarining klinik kechishida arterial gipertenziya ham alohida o'rin tutadi. Katta kistalar buyrak parenximasini siqib, buyrak ichidagi qon aylanishini buzadi. Natijada renin-angiotenzin-aldosteron tizimi faollashadi va qon bosimi ko'tariladi. Bu gipertenziya ko'pincha oddiy dori vositalariga yomon bo'ysunadi va faqat kista olib tashlangach normallashishi mumkin. Shu sababli buyrak kistalari bilan bog'liq gipertenziya alohida klinik sindrom sifatida qaraladi.

Kistalar kattalashib, siydik yo'llarini siqqanida siydik oqimida buzilishlar paydo bo'ladi. Bu gidronefrozga olib kelishi mumkin. Gidronefrozda buyrak jomi va kosachalari kengayib, siydikning normal oqimi buziladi, bu esa asta-sekin buyrak to'qimalarining atrofiyasiga olib keladi. Klinika jarayonida belda doimiy og'riq, siydik chiqishida qiyinchilik, shishlar, intoksikatsiya belgilarining ortishi kuzatiladi.

Klinik kechishda kistaning joylashuvi ham muhim ahamiyatga ega. Parapelvik kistalar buyrak jomi yaqinida joylashgani sababli siydik oqimini to'sib qo'yadi va bemorda tez-tez siydik ajratish, diskomfort, ba'zida siydik yo'llarida tosh shakllanishi kuzatiladi. Kortikal kistalar esa ko'pincha simptom bermaydi, faqat hajmi kattalashganda og'riq chaqiradi. Medullar kistalar ko'pincha ko'p sonli bo'ladi va ular bilan bog'liq bo'lgan klinik belgilar siydik konsentratsiya qobiliyatining pasayishi, poliuriya, nokturiyaga olib kelishi mumkin.

Buyrak kistalarining klinik kechishi nafaqat alohida kistalarda, balki irsiy kasalliklarda ham o'ziga xosdir. Masalan, autosomal dominant polikistozda dastlab klinik belgilar sezilmasligi mumkin, ammo yosh o'tishi bilan ikkala buyrakda ham ko'plab kistalar kattalashadi va og'riqlar, gematuriya, gipertenziya, buyrak yetishmovchiligi belgilarini keltirib chiqaradi. Autosomal retsessiv polikistoz esa erta yoshda, hatto chaqaloqlik davrida klinik simptomlar beradi va og'ir oqibatlarga olib keladi.

Ba'zi hollarda kistalar bemorda psixologik diskomfort ham tug'diradi. Masalan, tasodifan aniqlangan kista malign o‘sma bilan adashtirilishi mumkin, bu esa bemorda kuchli tashvish va ruhiy stress keltirib chiqaradi. Shu bois kista haqida aniq va to‘liq tushuntirish, muntazam kuzatish va zarurat bo‘lganda davolash juda muhimdir.

Umuman olganda, buyrak kistalarining klinik kechishi ikki asosiy turga bo‘linadi: asimptomatik va simptomatik shakllar. Asimptomatik shakllar bemorga hech qanday muammo tug‘dirmaydi va faqat nazorat talab etiladi. Simptomatik shakllarda esa og‘riq, gematuriya, infeksiya, gipertenziya, gidronefroz kabi muammolar kuzatiladi va ular faol tashxislash va davolashni talab etadi.

Buyrak kistalarining klinik kechishini to‘liq tushunish uchun ularning turli xil klinik ssenariylarini ko‘rib chiqish lozim. Ba’zi hollarda kista butun umri davomida kichik hajmda qoladi va bemorda hech qanday shikoyat chaqirmaydi. Bunday hollarda kasallikning oqimi nisbatan qulay bo‘lib, faqat muntazam profilaktik tekshiruvlar orqali nazorat qilib turish yetarli hisoblanadi. Ammo ayrim bemorlarda kistalar sekin-asta kattalashib, qo‘shimcha klinik muammolarni yuzaga keltiradi. Shu bois buyrak kistalarining kechishini baholashda individual yondashuv zarur.

Klinik jihatdan ko‘p uchraydigan belgilar bel sohasidagi og‘riqlar bilan bog‘liqdir. Ushbu og‘riqlar turlicha kuchlanishda bo‘lishi mumkin. Ba’zida ular yengil, doimiy bezovtalik tarzida kechadi, boshqa hollarda esa keskin kuchayib, bemorning kundalik faoliyatini cheklaydi. Og‘riqning mexanizmi kistaning joylashuvi va hajmiga qarab belgilanadi. Masalan, chuqur joylashgan va buyrak kapsulasini siqayotgan kistalar aniq og‘riqlar beradi, yuzaki joylashgan kistalar esa kamdan-kam hollarda og‘riq manbai bo‘ladi.

Kistalarning klinik kechishida yana bir muhim ko‘rsatkich bu siydikdagi o‘zgarishlardir. Ayrim bemorlarda siydik tarkibida qonning paydo bo‘lishi, ya’ni gematuriya kuzatiladi. Gematuriya mikroskopik yoki makroskopik bo‘lishi mumkin. Mikroskopik gematuriyada siydik rangida o‘zgarish sezilmaydi, faqat laborator tekshiruv orqali aniqlanadi. Makroskopik gematuriyada esa siydik ko‘zga ko‘rinadigan darajada qizg‘ish yoki jigarrang tus oladi. Gematuriya kistaning ichki tomirlaridan qon ketishi yoki siydik yo‘llariga mexanik bosim o'tkazishi natijasida yuzaga keladi.

Infeksion jarayonlar buyrak kistalarining klinik kechishida katta xavf tug'diradi. Agar kista ichiga mikroorganizmlar tushsa, u yiringli kista shaklida o'zgaradi. Bunday hollarda bemorda tana haroratining ko'tarilishi, umumiy holsizlik, bel sohasida kuchli og'riqlar, siydik chiqarishda og'riq va yoqimsiz hid bilan kechuvchi o'zgarishlar paydo bo'ladi. Infeksiyalangan kistalar jiddiy asoratlar manbai bo'lib, o'z vaqtida tashxis va davolash talab etadi. Aks holda infeksiya butun organizmga tarqalib, sepsisga olib kelishi mumkin.

Buyrak kistalarida kuzatiladigan klinik belgilar orasida arterial gipertenziya ham alohida ahamiyatga ega. Katta hajmli yoki ko'p sonli kistalar buyrak parenximasiga bosim o'tkazib, buyrak ichki qon aylanishini buzadi. Natijada renin-angiotenzin-aldosteron tizimi faollashib, qon bosimi ko'tariladi. Bu gipertenziya ko'pincha odatiy dori vositalariga yaxshi bo'ysunmaydi. Klinik kuzatishlar shuni ko'rsatadiki, bunday gipertenziya faqat kista olib tashlangach yoki uning hajmi kamaytirilgach normallashadi. Shu bois shifokorlar bunday bemorlarda doimiy kuzatuvni amalga oshirishi zarur.

Kistalarning klinik kechishida ularning joylashuvi ham katta rol o'ynaydi. Masalan, buyrak jomi atrofida joylashgan parapelvik kistalar siydik oqimini to'sib, gidronefrozga olib kelishi mumkin. Gidronefrozda buyrakning kosacha-jomi tizimi kengayadi, siydik normal oqmaydi va bosim ortadi. Bu esa asta-sekin buyrak parenximasining yo'qolishiga va buyrak yetishmovchiligi rivojlanishiga sabab bo'ladi. Kortikal kistalar ko'pincha klinik simptom bermaydi, biroq ularning katta hajmga yetishi og'riqlar va siydikdagi o'zgarishlarni keltirib chiqarishi mumkin. Medullar kistalar ko'p sonli bo'lib, ular poliuriya, nokturiyaga va siydik konsentratsiya qobiliyatining pasayishiga olib kelishi mumkin.

Irsiy kasalliklar doirasida uchraydigan kistalar, masalan, autosomal dominant polikistoz kasalligi, klinik jihatdan sekin-asta rivojlanadi. Bunday bemorlarda dastlabki alomatlar odatda 30–40 yoshda paydo bo'ladi. Og'riqlar, arterial gipertenziya, siydikdagi qon aralashmalari, buyrak hajmining kattalashishi va bosqichma-bosqich buyrak yetishmovchiligi ushbu kasallikka xosdir. Autosomal retsessiv polikistoz esa juda erta yoshda namoyon bo‘lib, og‘ir oqibatlarga olib kelishi mumkin.

Ba’zi bemorlarda kistalar uzoq vaqt davomida hech qanday simptom bermay, faqatgina tasodifan aniqlanadi. Ammo bu holat bemorda psixologik stress va tashvish tug‘dirishi mumkin, chunki kistalar ko‘pincha malign o‘smalar bilan adashtiriladi. Shu sababli shifokorlarning vazifasi nafaqat kistani aniqlash, balki bemorga uning mohiyatini, xavflilik darajasini tushuntirish va kerak bo‘lsa muntazam kuzatuvni ta’minlashdir.

Buyrak kistalarining klinik kechishi shuni ko‘rsatadiki, ularni ikki asosiy turga bo‘lish mumkin: simptom bermaydigan asimptomatik shakllar va klinik belgilar bilan kechadigan simptomatik shakllar. Asimptomatik shakllarda davolash emas, balki muntazam nazorat asosiy chora hisoblanadi. Simptomatik shakllarda esa og‘riqlar, gematuriya, infeksiya, arterial gipertenziya yoki gidronefroz kabi klinik belgilar asosida tashxis qo‘yiladi va tegishli davolash choralarini ko‘rish zarur bo‘ladi.

Shunday qilib, buyrak kistalarining klinik kechishi ko'p qirrali va murakkab jarayon bo'lib, ularni baholashda bemorning yoshi, umumiy sog'ligi, kistaning hajmi, joylashuvi, soni va tuzilishi hisobga olinishi lozim. To'g'ri tashxis va o'z vaqtida qo'llanilgan davolash choralarigina og'ir asoratlarning oldini olish va bemor hayot sifatini yaxshilash imkonini beradi.

6-MAVZU. Buyrak kistalarining asoratlari

Buyrak kistalari ko‘plab hollarda klinik ahamiyat kasb etmasa-da, ayrim sharoitlarda ular turli asoratlarni keltirib chiqarishi mumkin. Asoratlar kistaning hajmi, joylashuvi, ichki tuzilishi va bemorning umumiy sog‘lig‘iga qarab turlicha kechadi. Kistalarning asosiy xavfi ularning vaqt o‘tishi bilan o‘sib, qo‘shni to‘qimalarga bosim o‘tkazishi, qon aylanishini buzishi, infeksiya qo‘shilishi yoki yiringshlanishi bilan bog‘liqdir. Shuning uchun ularni o‘z vaqtida aniqlash, kuzatish va kerak bo‘lganda davolash muhimdir.

Keng tarqalgan asoratlardan biri bu og‘riq sindromidir. Kichik hajmli kistalar odatda og‘riq chaqirmaydi, biroq ularning hajmi kattalashganda belda, yonboshda yoki qorin bo‘shlig‘ining yuqori qismida doimiy og‘riqlar kuzatiladi. Bu og‘riqlar ko‘pincha to‘lqinsimon kuchayadi va bemorni kundalik faoliyatidan cheklab qo‘yadi. Kista siydik oqimini qisman to‘sib qo‘ygan hollarda og‘riqlar yanada kuchli bo‘ladi. Bu esa gidrodinamik buzilishlar va bosim ortishi bilan izohlanadi.

Buyrak kistalarining yana bir xavfli asorati gematuriyadir. Kista devorlari ichidagi tomirlarning yorilishi yoki mexanik bosim natijasida siydikka qon aralashadi. Ba'zan bu mikroskopik darajada bo'ladi va laborator tahlillar orqali aniqlanadi, ba'zan esa makroskopik darajada, ya'ni siydikning ko'zga ko'rinadigan qizg'ish yoki jigarrang tus olishi orqali namoyon bo'ladi. Gematuriya bemorda anemiya, umumiy holsizlik, bosh aylanishi kabi qo'shimcha muammolarni keltirib chiqarishi mumkin.

Infeksion asoratlar buyrak kistalari bilan bog'liq eng xavfli holatlardan biridir. Agar kistaga bakterial infeksiya tushsa, uning ichida yiring hosil bo'ladi. Bu yiringli kista yuqori harorat, titroq, bel sohasida keskin og'riqlar, umumiy intoksikatsiya belgilari bilan kechadi. Infeksiyalangan kistalar tezda surunkali piyelonefritga yoki hatto sepsisga olib kelishi mumkin. Ayniqsa immuniteti pasaygan bemorlarda bu jarayon tez rivojlanib, hayot uchun xavf tug'diradi.

Arterial gipertenziya ham buyrak kistalarining muhim asoratlaridan hisoblanadi. Katta yoki ko'p sonli kistalar buyrak parenximasiga bosim o'tkazib, qon aylanishini buzadi. Natijada renin-angiotenzin-aldosteron tizimi faollashadi va qon bosimi ko'tariladi. Bu gipertenziya odatiy dori vositalariga yomon bo'ysunadi va ko'pincha faqat kista olib tashlangach yoki hajmi kamaytirilgach normallashadi. Uzoq davom etgan gipertenziya yurak va miya qon tomirlarida ham jiddiy asoratlarni chaqirishi mumkin.

Buyrak kistalarining klinik oqibatlaridan yana biri gidronefrozdir. Agar kista buyrak jomi yoki siydik yo'lini siqib qo'ysa, siydik normal oqishi buziladi. Natijada buyrak kosacha-jomi tizimi kengayadi, bosim ortadi va asta-sekin parenxima atrofiyaga uchraydi. Bu esa oxir-oqibatda buyrak yetishmovchiligiga olib kelishi mumkin. Gidronefroz klinik jihatdan belda doimiy og'riqlar, siydik ajratishdagi buzilishlar va intoksikatsiya belgilari bilan kechadi.

Kistalarning yorilishi ham og'ir asoratlar qatoriga kiradi. Kista devori ingichka bo'lgani uchun u kuchli mexanik zarba, qon bosimi ortishi yoki infeksion jarayon ta'sirida yorilishi mumkin. Yorilganda kista ichidagi suyuqlik qorin bo'shlig'iga yoki buyrak atrofidagi to'qimalarga oqib tushadi, bu esa og'ir og'riqlar, qon ketishi va infeksion jarayonlarga olib keladi. Bunday vaziyatlarda tezkor jarrohlik aralashuvi talab qilinadi.

Murakkab kistalarda malign o'sma rivojlanish xavfi ham mavjud. Ayniqsa devorlari qalinlashgan, bo'linmalari va kalsifikatsiyalari bor kistalarda bu xavf ortadi. Shuning uchun shifokorlar murakkab kistalarni muntazam ravishda instrumental tekshiruvlar bilan kuzatib boradi. Agar malignlik ehtimoli yuqori bo'lsa, kista jarrohlik yo'li bilan olib tashlanadi.

Polikistoz kasalliklarida esa asoratlar yanada murakkab kechadi. Ikkala buyrakda ham ko'plab kistalarning mavjudligi buyrak parenximasining siqilishiga, buyrak hajmining kattalashishiga, arterial gipertenziyaga va oxir-oqibat surunkali buyrak yetishmovchiligiga olib keladi. Bu esa gemodializ yoki buyrak ko'chirib o'tkazish zaruratini tug'diradi.

Buyrak kistalari ayrim hollarda siydik yo'llarida toshlar hosil bo'lishiga ham sabab bo'ladi. Siqilgan siydik oqimi va surunkali infeksiyalar natijasida siydik tarkibidagi tuzlar kristallanib, toshlar hosil qiladi. Bu esa siydik chiqarishda og'riqlar, siydik yo'llarining yallig'lanishi va qo'shimcha infeksion jarayonlar bilan kechadi.

Umuman olganda, buyrak kistalarining asoratlari turli darajada xavf tug'diradi. Ba'zilari oddiy noqulaylik bo'lsa, boshqalari hayot uchun jiddiy tahdid manbai bo'lishi mumkin. Shu sababli kistalar aniqlangan har bir bemor doimiy nazoratda bo'lishi va asoratlarning oldini olish uchun muntazam tekshiruvlardan o'tishi zarur.

Buyrak kistalarining asoratlari murakkab va ko'p qirrali bo'lib, ular nafaqat buyrak faoliyatini, balki butun organizmning umumiy holatini ham izdan chiqarishi mumkin. Klinik tajribada shifokorlar ko'pincha kistalarning ko'zga ko'rinmaydigan, ammo asta-sekin rivojlanadigan oqibatlariga duch kelishadi. Shuning uchun buyrak kistalarining asoratlarini chuqur o'rganish va ularning oldini olish bo'yicha chora-tadbirlar ishlab chiqish zamonaviy tibbiyotning dolzarb vazifalaridan biridir.

Buyrak kistalarida uchraydigan asoratlar orasida buyrak faoliyatining sekin-asta susayishi muhim o'rin tutadi. Katta yoki ko'p sonli kistalar buyrakning normal to'qimasini siqib qo'yadi va uning filtrlash imkoniyatini pasaytiradi. Bu holat dastlab faqat laborator tahlillarda seziladi, ammo vaqt o'tishi bilan bemorda shishlar, siydik chiqarishdagi buzilishlar, qonda kreatinin va mochevina miqdorining oshishi kuzatiladi. Agar bunday jarayon davom etsa, surunkali buyrak yetishmovchiligi rivojlanadi. Bu esa nafaqat urologik, balki kardiologik va terapevtik muammolarni ham yuzaga keltiradi, chunki organizmda suyuqlik va elektrolitlar muvozanati buziladi.

Buyrak kistalarining yana bir keng tarqalgan asorati infektsion jarayonlar bilan bog'liq. Oddiy kista o'zida steril suyuqlikni saqlagan bo'lsa, infeksiya qo'shilganda u yiringli o'choqqa aylanadi. Bu esa piyelonefritning og'ir shakllarini keltirib chiqaradi. Infeksiyalangan kista o'z-o'zidan davolanmaydi, uni drenajlash yoki jarrohlik yo'li bilan olib tashlash talab etiladi. Aks holda, infeksiya qon oqimiga tarqalib, sepsis kabi hayot uchun xavfli holatga olib kelishi mumkin. Bu ayniqsa immuniteti pasaygan bemorlarda tez-tez kuzatiladi.

Gematologik asoratlar ham muhim o'rin tutadi. Kista ichida yoki uning devorida joylashgan qon tomirlarning shikastlanishi natijasida qon ketishi ro'y berishi mumkin. Agar qon ketish ichkariga sodir bo'lsa, kista ichida gemorragik suyuqlik to'planadi, bu esa uning hajmini kattalashtiradi va qo'shimcha og'riq sindromini yuzaga keltiradi. Agar qon siydik yo'llariga tushsa, gematuriya kuzatiladi. Bunday hollarda bemorda anemiya rivojlanib, umumiy kuchsizlik va bosh aylanishi kabi belgilar kuchayadi.

Kistalarning mexanik asoratlari ham ko'p uchraydi. Masalan, juda katta kistalar qo'shni a'zolarga, xususan jigar, oshqozon osti bezi yoki ichaklarga bosim o'tkazishi mumkin. Bu holat bemorda dispeptik shikoyatlarni — ko'ngil aynishi, qorin dam bo'lishi, ovqat hazm qilishning buzilishi kabi belgilarni chaqiradi. Ayrim hollarda kista qorin devoriga yaqin joylashsa, tashqi tomondan qattiq shish sifatida sezilishi mumkin.

Alohida e'tibor talab qiladigan asoratlardan biri kistalarning yorilishi hisoblanadi. Yorilish ko'pincha og'ir jismoniy mehnat, jarohat yoki infeksiya tufayli yuz beradi. Yorilgan kistadan chiqqan suyuqlik buyrak atrofidagi to'qimalarni zararlaydi, infeksion jarayonni kuchaytiradi va hatto qorin bo'shlig'ida peritonit rivojlanishiga sabab bo'lishi mumkin. Bunday vaziyatlarda tezkor jarrohlik aralashuvi talab etiladi, chunki bemorning hayoti xavf ostida bo'ladi.

Buyrak kistalarining onkologik xavfi ham mavjud. Har bir kista o'sma bo'lishi shart emas, biroq murakkab kistalarda malign o'zgarish ehtimoli bor. Ularning devorlari qalinlashgan, ichida bo'linmalar paydo bo'lgan, kalsifikatsiyalar aniqlangan hollarda malignizatsiya xavfi ortadi. Shuning uchun shifokorlar bunday kistalarni tasodifiy topilma sifatida qoldirmay, muntazam ravishda ultratovush tekshiruvi, kompyuter tomografiyasi yoki magnit-rezonans tomografiya orqali nazorat qilib boradilar. O'z vaqtida tashxis qo'yilmasa, bunday kistalar buyrak saratoniga aylanishi mumkin.

Asoratlarning psixologik tomoni ham bor. Katta hajmli yoki ko‘p sonli kistalari bo‘lgan bemorlar doimiy og‘riq, noqulaylik va davolanish ehtiyojidan aziyat chekadi. Bu esa ularning ruhiy holatini yomonlashtiradi, uyqu buzilishi, tashvish va depressiyaga olib kelishi mumkin. Zamonaviy tibbiyotda bunday bemorlar uchun nafaqat dori va jarrohlik davosi, balki psixologik yordam ham muhim ahamiyat kasb etadi.

Buyrak kistalarining yana bir oqibati gipertenziya bo‘lib, u ko‘pincha surunkali tus oladi. Bunday gipertenziya oddiy antihipertenziv dorilarga yomon bo‘ysunadi va u faqat asosiy sabab, ya’ni kista bartaraf etilgach yaxshilanadi. Davolash kechiktirilgan hollarda gipertenziya yurak va miya qon tomirlarida og‘ir oqibatlarni — infarkt yoki insultni chaqirishi mumkin.

Polikistoz kasalliklari o‘z navbatida asoratlarning eng xavfli shakllaridan biridir. Chunki unda ikkala buyrakda ham ko‘plab kistalar paydo bo‘ladi, ular buyrakning normal tuzilishini butkul o‘zgartirib yuboradi. Natijada bemorda doimiy og‘riqlar, gipertenziya, anemiya va oxir-oqibat terminal buyrak yetishmovchiligi rivojlanadi. Bunday hollarda gemodializ yoki buyrak transplantatsiyasi yagona samarali davolash usuli bo'lib qoladi.

Yuqorida ta'kidlanganidek, kistalarning asoratlari turlicha bo'lib, ularning har biri bemorning hayot sifatini sezilarli darajada pasaytiradi. Shuning uchun ularni faqat davolash emas, balki oldini olish ham muhim. Buning uchun muntazam profilaktik tekshiruvlar o'tkazish, sog'lom turmush tarziga amal qilish, infeksion kasalliklarni vaqtida davolash va shifokor tavsiyalariga qat'iy rioya etish zarur.

Xulosa qilib aytganda, buyrak kistalarining asoratlari oddiy va yengil kechadigan noqulayliklardan tortib, hayot uchun xavfli bo'lgan murakkab klinik vaziyatlargacha yetib borishi mumkin. Og'riq sindromi, gematuriya, infeksiyalar, gipertenziya, gidronefroz, yorilish, malignizatsiya va surunkali buyrak yetishmovchiligi — bularning barchasi buyrak kistalari bilan bog'liq eng muhim oqibatlardir. Shuning uchun har qanday kista e'tiborsiz qoldirilmasligi, o'z vaqtida diagnostika qilinishi va zarurat bo'lsa davolanishi kerak.

7-MAVZU. Buyrak kistalarida anamnez va fizik ko‘rikning ahamiyati

Buyrak kistalari bilan og‘rigan bemorni to‘liq va to‘g‘ri tashxislash jarayonida anamnez yig‘ish va fizik ko‘rik juda katta ahamiyatga ega bo‘ladi. Zamonaviy instrumental va laborator diagnostika usullari qanchalik rivojlangan bo‘lmasin, bemor bilan birinchi muloqot va uni ko‘rikdan o‘tkazish jarayoni shifokor uchun asosiy yo‘nalishlarni belgilab beradi. Shu bois, buyrak kistalari diagnostikasida anamnezni chuqur o‘rganish va fizik tekshiruv natijalarini tahlil qilish, kasallikning kelib chiqishi, kechishi va asoratlarini aniqlashda dastlabki hamda eng muhim qadamlardan biri hisoblanadi.

Anamnez yig‘ishda birinchi navbatda bemorning shikoyatlari diqqat bilan tinglanadi. Buyrak kistalari ko‘p hollarda uzoq vaqt davomida o‘zini namoyon qilmasligi mumkin, shu sababdan shifokor bemordan kichik noqulayliklarni ham aniqlashga harakat qilishi zarur. Bemor ko'pincha bel sohasida og'riq, siydik chiqarishda o'zgarishlar, qon aralash siydik, umumiy holsizlik yoki bosim ko'tarilishi kabi belgilar haqida gapiradi. Anamnezda og'riqning paydo bo'lish vaqti, xarakteri, davomiyligi, kuchayish va susayish omillari batafsil aniqlanadi. Masalan, buyuk hajmli kistalarda bel sohasidagi og'riq doimiy, bosuvchi yoki zerikarli bo'lishi mumkin, ba'zan esa og'ir jismoniy ish, uzoq yurish yoki infeksiya ta'sirida kuchayadi.

Shuningdek, anamnez yig'ishda oila tarixini bilish ham katta ahamiyatga ega. Ayrim hollarda buyrak kistalari tug'ma bo'lishi mumkin, masalan, polikistoz kasalligi ko'pincha irsiy tarzda yuqadi. Agar bemorning yaqin qarindoshlarida shunday tashxis qo'yilgan bo'lsa, bu ma'lumot shifokor uchun muhim signal hisoblanadi. Shu yo'sinda, genetik moyillik, oilaviy anamnez va boshqa irsiy omillar e'tiborga olinadi.

Bundan tashqari, anamnez jarayonida bemorning hayot tarzi, ish faoliyati, zararli odatlari va avvalgi kasalliklari haqida ham ma'lumot yig'iladi. Masalan, chekish va spirtli ichimliklarni ko‘p iste’mol qilish buyrak faoliyatiga salbiy ta’sir ko‘rsatadi va kistalarning rivojlanishida qo‘shimcha xavf omili bo‘lishi mumkin. Surunkali buyrak kasalliklari, piyelonefrit yoki glomerulonefrit kabi kasalliklar bilan ilgari og‘rigan bemorlarda kista paydo bo‘lish ehtimoli yuqoriroq bo‘ladi. Anamnezda dorilardan foydalanish tarixi ham aniqlanadi, chunki ayrim dori vositalari buyrak to‘qimasiga zarar yetkazib, kistalarning rivojlanishiga zamin yaratishi mumkin.

Bemorning shaxsiy anamnezida travmalar va urologik jarrohlik amaliyotlari ham e’tibordan chetda qolmasligi kerak. Buyrak jarohatlari yoki avvalgi operatsiyalar kistalarning orttirilgan shakllariga sabab bo‘lishi mumkin. Shu bilan birga, bemorning surunkali gipertenziya, qandli diabet, yurak-qon tomir kasalliklari kabi hamroh kasalliklari ham batafsil o‘rganiladi, chunki ular kistalarning klinik kechishini og‘irlashtirishi mumkin.

Fizik ko‘rik jarayonida esa shifokor bemorni umumiy va maxsus ko‘rikdan o‘tkazadi. Umumiy ko‘rikda bemorning tashqi ko‘rinishi, teri rangi, shishlar mavjudligi, qon bosimi va yurak urish chastotasi aniqlanadi. Buyrak kistalari bilan og‘rigan bemorlarda arterial gipertenziya tez-tez uchraydi, shuning uchun qon bosimini o‘lchash muhim diagnostik ko‘rsatkich hisoblanadi. Tana massasi va umumiy ovqatlanish holati ham qayd etiladi, chunki katta hajmli kistalar bemorda ozish yoki kuchli charchashni keltirib chiqarishi mumkin.

Maxsus ko‘rik jarayonida shifokor bel va qorin sohalarini palpatsiya va perkussiya qiladi. Palpatsiya orqali buyuk hajmli kistalarni aniqlash mumkin, ular odatda yumaloq shaklda, elastik konsistensiyali bo‘lib seziladi. Katta kistalar ba’zan qorin devoridan ham bilinib turadi. Palpatsiya jarayonida bemorda og‘riq paydo bo‘lishi yoki og‘riq kuchayishi ham shifokorga qo‘shimcha ma’lumot beradi. Perkussiya orqali esa siydik yo‘llarida suyuqlik to‘planishi yoki buyrakning kattalashgani haqida xulosa chiqarish mumkin.

Fizik tekshiruv davomida shifokor bemorda pufakchaning to‘lishi, siydik chiqarishdagi qiyinchilik yoki siydikning tez-tez bo‘lishini ham kuzatishi kerak. Bu belgilar kistaning siydik yo‘llariga bosim o‘tkazishi natijasida yuzaga keladi. Shuningdek, bel sohasini paypaslaganda og'riq sindromi yoki muskullarda taranglik sezilishi mumkin, bu kistaning atrof to'qimalarga bosim berayotganini ko'rsatadi.

Ko'rik jarayonida shifokor bemorning umumiy ruhiy holatini ham baholaydi, chunki surunkali og'riq va noqulayliklar ko'pincha tashvish, asabiylik yoki depressiyani keltirib chiqarishi mumkin. Bu esa kasallikning kechishini og'irlashtirib, bemorning hayot sifatini pasaytiradi.

Xulosa qilib aytganda, anamnez yig'ish va fizik ko'rik buyrak kistalari diagnostikasida birinchi va eng muhim bosqichdir. Ular yordamida shifokor kasallikning asosiy belgilarini aniqlab, keyingi instrumental va laborator tekshiruvlar uchun aniq yo'nalishni belgilaydi. Anamnez va ko'rik natijalari asosida bemorda kasallikning qanchalik rivojlangani, qanday xavf omillari mavjudligi va qaysi qo'shimcha tekshiruvlarni o'tkazish zarurligi haqida dastlabki xulosa qilish mumkin.

Buyrak kistalari bilan og'rigan bemorlarni tashxislash jarayonida anamnez yig'ish va fizik tekshiruv nafaqat dastlabki ma'lumotlarni beradi, balki kasallikning keyingi bosqichlarini oldindan ko'rish imkonini ham yaratadi. Shifokor bemordan to'plagan har bir ma'lumot keyinchalik instrumental va laborator tahlillar bilan solishtirilganda yanada katta ahamiyat kasb etadi. Shu sababdan, buyrak kistalarini erta aniqlash, ularning oqibatlarini kamaytirish va samarali davolashni boshlash uchun bemor bilan birinchi uchrashuvdagi muloqot eng asosiy omillardan biridir.

Anamnez yig'ishda shifokor bemorning kundalik hayot faoliyatini ham sinchiklab o'rganadi. Masalan, bemorning kasbi va ish sharoitlari, jismoniy faoliyat darajasi, suyuqlik iste'moli, ovqatlanish odatlari va stress darajasi kistalarning shakllanishiga yoki ularning o'sishiga ta'sir ko'rsatishi mumkin. Surunkali stress va noto'g'ri turmush tarzi buyrak faoliyatini susaytiradi, natijada kistalarning klinik belgilarini tezroq yuzaga chiqaradi. Shifokor shuningdek bemorning sport bilan shug'ullanishi, jarohatlar tarixi, sovuqda uzoq qolish odatlari va boshqa turmush tarziga oid omillarni ham hisobga oladi.

Anamnezda ayollarda homiladorlik va tug'ruq tarixi ham muhim. Chunki homiladorlik davrida buyraklarga tushadigan ortiqcha yuklama ayrim hollarda kistalarning tezroq kattalashishiga yoki mavjud bo'lgan kistalarning klinik belgilarini kuchaytirishiga sabab bo'ladi. Erkaklarda esa prostata bezi kasalliklari anamnezda o'rganilishi zarur, chunki ular siydik yo'llarida bosimni kuchaytirib, kista bilan bog'liq belgilarni og'irlashtirishi mumkin.

Fizik ko'rik jarayonida shifokor bemorni turli holatlarda tekshiradi. Bemorni tik turgan, yotgan va yonboshlagan holda ko'rikdan o'tkazish buyuk hajmli kistalarni aniqlashda qo'shimcha ma'lumot beradi. Ayrim hollarda kista qorin devoridan ko'rinib turadi yoki palpatsiya paytida yumshoq, elastik massasimon shakl sifatida seziladi. Bunday vaziyatlarda shifokor kistaning joylashuvi, hajmi va harakatchanligini taxminiy baholashi mumkin. Kichik hajmli kistalar esa ko'pincha palpatsiya orqali aniqlanmaydi, ammo ular siydik yo'llariga bosim o'tkazgan taqdirda bemorda o'ziga xos shikoyatlar paydo qiladi.

Fizik tekshiruvda bel sohasini paypaslashda og‘riq paydo bo‘lsa, bu kistaning infeksiya bilan qo‘shilganidan yoki uning tez kattalashganidan darak beradi. Agar kista yorilishga yaqin bo‘lsa yoki qon ketishi yuz bergan bo‘lsa, palpatsiya jarayonida bemorda keskin og‘riq kuzatiladi. Shu sababdan shifokor palpatsiya jarayonida juda ehtiyotkor bo‘lishi, ortiqcha bosim bermasligi kerak.

Qorin bo‘shlig‘ini perkussiya qilish orqali shifokor kistaning kattalashishi natijasida qorin ichki a’zolari joylashuvida o‘zgarishlar yuz berganini aniqlashi mumkin. Masalan, katta kista ichaklarni siqib qo‘yishi natijasida ularning harakati susayadi va bemorda qabziyat kuzatiladi. Shuningdek, perkussiya orqali buyraklarning normal chegaralari aniqlanib, kistalar tufayli yuzaga kelgan kattalashuv qayd etiladi.

Buyrak kistalarini fizik tekshiruvda arterial qon bosimini o‘lchash alohida o‘rin tutadi. Ko‘p hollarda kistalar renin-angiotenzin-aldosteron tizimi faoliyatiga ta’sir qilib, arterial gipertenziyaga sabab bo‘ladi. Bunday gipertenziya odatiy dori vositalariga yomon ta’sir ko‘rsatishi va faqat asosiy sabab, ya’ni kista bartaraf etilgandan keyin yaxshilanishi mumkin. Shifokor qon bosimini muntazam o'lchab, buyrak kistalariga xos gipertenziya shaklini ajratib olishi mumkin.

Fizik ko'rik jarayonida bemorning siydik chiqarish funksiyasi ham baholanadi. Agar bemor siydik chiqarishda qiyinchilik, tez-tez siyish yoki siydikning to'liq chiqmasligi haqida shikoyat qilsa, bu kistaning siydik yo'llariga mexanik bosim berayotganidan dalolat beradi. Ayrim hollarda kista qonni siydik bilan chiqishiga sabab bo'lib, shifokor gematuriya belgilari haqida so'rab, bemorni diqqat bilan kuzatadi.

Anamnez va fizik ko'rik nafaqat kistaning mavjudligini taxmin qilishga yordam beradi, balki uning asoratlarini ham aniqlashga imkon yaratadi. Masalan, bemorda doimiy yuqori qon bosimi, shishlar, umumiy kuchsizlik yoki tez-tez takrorlanuvchi siydik yo'llari infeksiyalari aniqlansa, bu kistaning faollashganini va buyrak faoliyatiga salbiy ta'sir ko'rsatayotganini ko'rsatadi. Shu tarzda shifokor kasallikning og'irlik darajasini aniqlab, keyingi tekshiruvlar va davolash rejasi uchun aniq yo'nalish belgilaydi.

Anamnez yig'ishda bemorning psixologik holati ham e'tibordan chetda qolmasligi kerak. Ko'p hollarda bemor kista haqida tasodifan, ultratovush tekshiruvi yoki boshqa tekshiruv vaqtida bilib qoladi. Bu holat bemorda qo'rquv, xavotir va tushkunlikni keltirib chiqaradi. Shifokor bunday vaziyatda bemorni xotirjam qilish, unga kistaning xarakteri, asoratlari va davolash imkoniyatlari haqida batafsil tushuntirish orqali psixologik yordam berishi kerak. Ruhiy qo'llab-quvvatlash bemorning davolanishga bo'lgan ishonchini oshiradi va kasallikka qarshi kurash jarayonini yengillashtiradi.

Fizik tekshiruv jarayonida bemorning yurak va o'pka faoliyati ham baholanadi. Buyrak kistalari bilan bog'liq gipertenziya yurakning chap qorinchasini qalinlashtirishi yoki yurak yetishmovchiligiga olib kelishi mumkin. O'pka faoliyatidagi o'zgarishlar esa organizmda suyuqlik to'planishi natijasida yuzaga keladi. Shu sababdan, shifokor umumiy ko'rikni faqat buyrak bilan cheklab qo'ymasligi, balki butun organizm faoliyatini baholashi lozim.

Xulosa sifatida aytish mumkinki, anamnez yig‘ish va fizik ko‘rik buyrak kistalari tashxisida muhim o‘rin tutadi. Ularning yordamida kasallikning klinik ko‘rinishi, rivojlanish sabablari va asoratlari haqida dastlabki ma’lumotlar olinadi. Bu ma’lumotlar instrumental va laborator tekshiruvlar bilan birgalikda bemorga aniq tashxis qo‘yish va samarali davolash rejasi tuzishda shifokorga katta yordam beradi. Anamnez va ko‘rik jarayonining puxtaligi shifokorning tajribasi va e’tiboriga bog‘liq bo‘lib, ular qanchalik to‘liq va izchil o‘tkazilsa, tashxis shunchalik aniq bo‘ladi.

8-MAVZU. Buyrak kistalarini instrumental va laborator tashxislash usullari

Buyrak kistalarini tashxislash tibbiyot amaliyotida eng mas'uliyatli jarayonlardan biri hisoblanadi, chunki ushbu patologiya ko'p hollarda boshqa buyrak kasalliklari bilan aralashib ketadi va ularni bir-biridan ajratish klinik ko'rinishlar asosida har doim ham mumkin emas. Shu sababli, buyuk ahamiyatga ega bo'lgan diagnostika jarayonida instrumental va laborator usullar bir-birini to'ldiradi, kasallikning chuqur mohiyatini ochib beradi, uning rivojlanish darajasi, hajmi, joylashuvi va asoratlarini aniqlashga yordam beradi. Zamonaviy tibbiyotda buyrak kistalarini erta aniqlash va ularning turli xil klinik oqibatlarini oldindan ko'rish imkoniyati, aynan diagnostika usullarining mukammallashuvi bilan chambarchas bog'liqdir.

Birinchi navbatda, shifokor bemorda buyrak kasalligi borligidan gumon qilganida laborator tekshiruvlar o'tkazadi. Laborator tahlillar kista haqida bevosita tasavvur bermasligi mumkin, ammo ular buyrak faoliyatidagi o'zgarishlarni aniqlash orqali kista mavjudligidan yoki uning asoratlaridan shubhalanishga imkon beradi. Qon umumiy tahlili, qon biokimyoviy ko'rsatkichlari va siydik umumiy tahlili eng muhim dastlabki bosqich hisoblanadi. Qon umumiy tahlilida yallig'lanish jarayonlarini ko'rsatuvchi leykotsitlar sonining oshishi yoki gemoglobinning pasayishi qayd qilinishi mumkin. Bu ko'rsatkichlar kistaning infeksiya bilan qo'shilganidan yoki gematuriyaga olib kelganidan dalolat beradi.

Qon biokimyoviy tahlilida kreatinin va mochevina miqdori buyuk ahamiyatga ega. Agar buyrak faoliyati kistalar tufayli susaygan bo'lsa, ushbu ko'rsatkichlar ortib ketadi. Shu tarzda shifokor buyrakning filtratsion qobiliyatini baholaydi. Bundan tashqari, elektrolitlar, ayniqsa kaliy va natriy darajasi ham nazorat qilinadi, chunki ular buyrak kasalliklarida tez o'zgaradi va yurak-qon tomir tizimiga salbiy ta'sir ko'rsatishi mumkin. Siydik umumiy tahlilida esa oqsil, eritrotsitlar, leykotsitlar va silindrlarning mavjudligi qayd etiladi. Agar siydikda qizil qon hujayralari ko'paysa, bu kistaning qon ketishi bilan kechayotganidan darak beradi, oqsilning ko‘payishi esa buyrak to‘qimalarining zararlanganini ko‘rsatadi.

Laborator tahlillardan tashqari maxsus testlar ham qo‘llaniladi. Masalan, siydik madaniyati yordamida infeksiya mavjudligi aniqlanadi. Agar bemorda siydik yo‘llari infeksiyasi takror-takror kuzatilsa, bu ko‘pincha kista bilan bog‘liq bo‘lishi mumkin. Shu tarzda, laborator tekshiruvlar buyrak kistasining bevosita tasvirini bermasada, ammo uning oqibatlarini va buyrak faoliyatiga ko‘rsatgan ta’sirini ko‘rsatadi.

Ammo buyrak kistalarini aniqlashda asosiy o‘rin instrumental diagnostika usullariga tegishlidir. Ulardan eng keng tarqalgan va birinchi qo‘llaniladigan usul bu ultratovush tekshiruvi hisoblanadi. Ultrasonografiya oddiy, xavfsiz, arzon va yuqori informativ usul sifatida dunyo miqyosida keng qo‘llaniladi. Buyrak kistasi ultratovushda aniq chegaralangan, ichi suyuqlikka to‘la, aks-sadosiz bo‘shliq sifatida ko‘rinadi. Agar kista oddiy bo‘lsa, uning devorlari yupqa, silliq va ichida hech qanday qo‘shimcha tuzilmalar bo‘lmaydi. Agar devorlari qalinlashgan, ichida septalar yoki qattiq komponentlar mavjud bo'lsa, u holda shifokor murakkab kista haqida o'ylaydi va malignizatsiya xavfi borligi uchun qo'shimcha tekshiruvlar buyuradi.

Ultratovush tekshiruvi nafaqat kistaning mavjudligini, balki uning hajmi, joylashuvi va qo'shni to'qimalarga ta'sirini ham ko'rsatadi. Masalan, katta kista siydik yo'llarini siqib qo'yganini, buyrakning normal tuzilishini o'zgartirganini yoki atrofdagi qon tomirlarni siqib, gipertenziyaga sabab bo'lishini ultratovush orqali ko'rish mumkin. Shuningdek, Doppler ultrasonografiya yordamida kista ichidagi yoki uning atrofidagi qon aylanishi baholanadi. Bu usul malign o'smadan kistani ajratishda ham muhim ahamiyatga ega.

Keyingi muhim instrumental usullardan biri bu kompyuter tomografiyasi (KT) hisoblanadi. KT ultratovushga nisbatan yanada aniqroq tasvir beradi, ayniqsa murakkab kistalarda juda foydali hisoblanadi. KT yordamida kistaning devorlari, ichki tuzilishi, septalar mavjudligi, qattiq komponentlar va kalsifikatlar aniqlanadi. Kontrast moddali KT orqali esa kistalarning qon tomirlar bilan bog'liqligi, devorlarida kontrast to'planish mavjudligi qayd etiladi. Agar kontrast modda kistada to'plansa, bu malignizatsiya belgisi bo'lishi mumkin. Shu sababli KT kistalarni oddiy va murakkab turlarga ajratishda, hamda Bosniak tasnifiga ko'ra baholashda asosiy mezonlardan biri hisoblanadi.

Magnit-rezonans tomografiya (MRT) ham kistalarni tashxislashda qo'llaniladigan samarali usullardan biridir. Ayniqsa, bemorda KT o'tkazish mumkin bo'lmagan hollarda, masalan, kontrast moddalarga allergiya bo'lsa yoki buyrak yetishmovchiligi mavjud bo'lsa, MRT katta ahamiyat kasb etadi. MRT orqali kistalarning tuzilishi yanada aniq tasvirlanadi, suyuqlikning xususiyatlari va ichki bo'linmalari batafsil ko'rinadi. Bundan tashqari, MRT yumshoq to'qimalarni yaxshi ajratib bera olgani uchun murakkab kistalarni malign o'smalardan farqlashda muhimdir.

Ba'zi hollarda ekskretor urografiya yoki siydik tizimi rentgen tekshiruvlari ham qo'llaniladi. Bu usullar hozirda kamroq ishlatiladi, chunki KT va MRT ulardan ancha yuqori aniqlikka ega. Ammo siydik yo'llarining funksional o'zgarishlarini baholashda, urografiya hali ham qo'shimcha ahamiyatga ega. Masalan, kista siydik oqimini to'sib qo'ygan bo'lsa, bu usul yordamida siydik oqimining buzilishi aniqlanadi.

So'nggi yillarda minimal invaziv diagnostik usullar ham qo'llanilmoqda. Masalan, kistaga igna orqali ponksiya qilinib, ichidagi suyuqlik o'rganiladi. Bu suyuqlikning sitologik va bakteriologik tahlili orqali malign hujayralar yoki infeksiya mavjudligi aniqlanadi. Ponksiya tashxisni aniq qo'yishda yordam beradi, biroq uni faqat zarur hollarda va mutaxassis nazoratida bajarish mumkin. Chunki noto'g'ri bajarilgan ponksiya infeksiyaning tarqalishiga yoki qon ketishga sabab bo'lishi mumkin.

Shunday qilib, laborator va instrumental tekshiruvlar birgalikda olib borilganda buyuk natijalar beradi. Laborator tahlillar buyrak faoliyati haqida umumiy tasavvur beradi, instrumental usullar esa kistaning bevosita tasvirini, uning tuzilishi va oqibatlarini ko'rsatadi. Ayniqsa, zamonaviy usullar — ultratovush, KT va MRT buyrak kistalarini erta aniqlash, oddiy va murakkab turlarini farqlash hamda malignizatsiya xavfini baholash imkonini beradi.

Buyrak kistalarini tashxislash masalasi doimo murakkab va ko‘p qirrali bo‘lib kelgan. Chunki bu patologiya klinik jihatdan turlicha namoyon bo‘lishi, boshqa kasalliklarni eslatishi yoki umuman alomatsiz kechishi mumkin. Shuning uchun shifokorlar diagnostika jarayonida faqat bitta usulga emas, balki laborator va instrumental usullar kompleksiga tayangan holda to‘liq xulosa chiqaradilar. Bu yondashuv bemorda noto‘g‘ri tashxis qo‘yish xavfini kamaytiradi, davolash strategiyasini aniq tanlash imkonini beradi va eng muhimi, asoratlarning oldini olishga yordam beradi.

Laborator diagnostikada eng muhim bosqichlardan biri buyrak faoliyatining umumiy bahosidir. Kreatinin, mochevina va siydik kislotasi darajasi buyraklar tomonidan chiqarilish jarayonini ko‘rsatib beradi. Agar kistalar buyrak to‘qimalarini siqib qo‘ygan bo‘lsa yoki ularning normal faoliyatiga xalaqit bergan bo‘lsa, bu ko‘rsatkichlar sezilarli darajada oshadi. Bunday holat ko‘pincha yirik yoki ko‘p sonli kistalarda kuzatiladi. Bundan tashqari, siydik umumiy tahlilida oqsil va eritrotsitlarning mavjudligi ham alohida ahamiyatga ega. Masalan, oqsilning ko‘payishi glomerulyar apparatning zararlanganini, eritrotsitlarning paydo bo‘lishi esa qon ketishini bildiradi. Bu belgilar ba’zan kistalarning yirtilishi, infeksiyalanishi yoki atrofdagi to‘qimalarni shikastlashi natijasida paydo bo‘ladi.

Bundan tashqari, maxsus laborator usullar ham qo‘llaniladi. Masalan, siydikdagi mikroalbuminuriya testlari buyrakda erta funksional buzilishlarni aniqlash imkonini beradi. Shuningdek, bakteriologik tahlillar yordamida kistalarning infeksiyalangan yoki yo‘qligi tekshiriladi. Ayrim hollarda kista ichidan olingan suyuqlikda sitologik tahlil o‘tkazilib, malign hujayralar mavjudligi aniqlanadi. Shu yo‘l bilan kistani o‘smalardan farqlash mumkin bo‘ladi. Bu yondashuv ayniqsa murakkab kistalarda muhim ahamiyat kasb etadi.

Instrumental diagnostika esa tashxisning asosiy tayanchi hisoblanadi. Ultratovush tekshiruvi eng birinchi va keng tarqalgan usul bo‘lib, u nafaqat tashxis qo‘yishda, balki davolash jarayonini nazorat qilishda ham muhim o‘rin tutadi. Masalan, kistaning o‘lchami vaqt o‘tishi bilan o‘zgaradimi yoki yo‘qmi, uni davolash choralari samarali bo‘ldimi, bularning barchasini ultratovush orqali muntazam kuzatish mumkin. Bundan tashqari, ultratovush bemor uchun xavfsiz va ko‘p marta qo‘llash mumkin bo‘lgan usul hisoblanadi.

Kompyuter tomografiyasi yanada chuqurroq ma’lumot beradi. KT yordamida kistalar oddiy yoki murakkab turga mansubligi aniq tasniflanadi. Oddiy kistalarda devorlari yupqa va silliq bo‘ladi, ichida hech qanday septa yoki qattiq komponentlar bo‘lmaydi. Murakkab kistalarda esa devorlari qalinlashadi, ichida ko‘p kamerali tuzilish paydo bo‘ladi, ba’zan kalsifikatsiyalar kuzatiladi. Bu belgilar malignizatsiya xavfi borligidan darak beradi. Shuning uchun KT natijalarini tahlil qilishda Bosniak tasnifi keng qo‘llanadi. Bu tasnifga ko‘ra kistalar bir necha toifaga bo‘linadi va har bir toifaning malign o‘sma rivojlanish xavfi turlicha baholanadi. Shu asosda shifokorlar jarrohlik aralashuvi zarurligini yoki faqat kuzatuv yetarli ekanini hal qiladilar.

Magnit-rezonans tomografiya ham diagnostikada keng qo‘llaniladi. MRT yumshoq to‘qimalarni juda aniq ko‘rsatadi, shu bois kistalarning ichki tuzilishi, septalari va suyuqlikning zichligi haqida to‘liq ma’lumot beradi. Ayniqsa, kontrast moddalardan foydalanish mumkin bo'lmagan bemorlarda MRT asosiy tanlov usuli bo'ladi. Bundan tashqari, MRT yordamida kistalarni o'smalardan ajratib olish osonroq kechadi, chunki u to'qimalarning signallarini nozik darajada farqlash imkoniyatini beradi.

Ba'zan angiografiya kabi maxsus usullar ham qo'llanadi. Agar kista qon tomirlarga yaqin joylashgan bo'lsa yoki qon tomirlarga bosim qilayotgan bo'lsa, angiografiya yordamida bu holat baholanadi. Bu usul, odatda, murakkab diagnostik vaziyatlarda ishlatiladi.

Shuningdek, biopsiya yoki ponksiya orqali tashxislash ham mavjud. Kista ichidan maxsus igna yordamida suyuqlik olinadi va laborator sharoitda tekshiriladi. Bu usul infeksiyaning mavjudligini, suyuqlik tarkibidagi hujayralarni, oqsillarni va boshqa elementlarni aniqlash imkonini beradi. Biopsiya usuli ko'proq malign o'sma gumon qilingan hollarda qo'llanadi, chunki oddiy kistalarni tashxislash uchun ultratovush va KT yetarli hisoblanadi. Biroq ponksiya o'ziga xos xavflarga ham ega, masalan, infeksiya tushishi, qon ketishi yoki kistaning qayta hosil bo'lishi mumkin. Shu sababli u faqat maxsus hollarda va tajribali mutaxassis tomonidan amalga oshiriladi.

So‘nggi yillarda zamonaviy texnologiyalar yordamida yangi diagnostik imkoniyatlar ham paydo bo‘lmoqda. Masalan, uch o‘lchamli rekonstruksiya qiluvchi KT yoki MRT usullari kistalarning aniq joylashuvi, shakli va hajmini ko‘rsatib beradi. Bu nafaqat tashxis qo‘yishda, balki jarrohlik aralashuvni rejalashtirishda ham muhim ahamiyat kasb etadi. Shu bilan birga, endoskopik usullar yordamida ham kistalarni ko‘rish va ularning tashxisini tasdiqlash mumkin bo‘lmoqda.

Shu tarzda laborator va instrumental usullar birgalikda qo‘llanilganda, tashxis jarayoni to‘liq va mukammal bo‘ladi. Laborator ko‘rsatkichlar buyrak faoliyati haqida umumiy ma’lumot bersa, instrumental usullar kistaning o‘zini va uning tuzilishini ko‘rsatadi. Ayniqsa, murakkab kistalarda bu usullarning uyg‘unligi juda muhim, chunki noto‘g‘ri tashxis qo‘yilishi va o‘smadan farqlanmasligi bemor hayotiga xavf tug‘dirishi mumkin.

Buyrak kistalarini tashxislashda zamonaviy diagnostika yondashuvlari alohida o‘rin tutadi. Ultratovush, KT va MRT asosiy tayanch usullar bo‘lib, ular oddiy va murakkab kistalarni farqlashda hamda malignizatsiya xavfini baholashda beqiyos ahamiyat kasb etadi. Laborator usullar esa buyrak faoliyatining umumiy holatini ko‘rsatib, tashxisni to‘ldiradi va davolash jarayonini to‘g‘ri rejalashtirish imkonini beradi. Shifokor faqat kompleks diagnostika natijalariga asoslangan holda aniq tashxis qo‘yishi va bemor uchun eng maqbul davolash usulini tanlashi mumkin.

9-MAVZU. Buyrak kistalarida zamonaviy davolash usullari

Buyrak kistalari zamonaviy tibbiyotda tez-tez uchraydigan patologiyalardan biri hisoblanadi. Ko‘plab hollarda ular klinik jihatdan o‘zini sezdirmaydi, ammo ayrim vaziyatlarda bemorning hayot sifatini yomonlashtirishi, buyrak faoliyatini izdan chiqarishi yoki asoratlar keltirib chiqarishi mumkin. Shu sababli davolash masalasi har doim alohida yondashuvni talab qiladi. Zamonaviy davolash usullarining tanlanishi kistaning hajmi, joylashuvi, tuzilishi, klinik belgilarining mavjudligi, bemorning umumiy sog‘lig‘i va hamroh kasalliklariga qarab belgilanadi. Bugungi kunda davolashning turli yo‘llari mavjud bo‘lib, ular konservativ, minimal invaziv va jarrohlik usullarga bo‘linadi.

Birinchi navbatda, kistalar davosida konservativ usullar alohida o‘rin tutadi. Agar kista kichik bo‘lsa, bemorda klinik belgilar kuzatilmasa, siydik oqimi buzilmasa va buyrak faoliyatiga ta'sir ko'rsatmasa, bunday hollarda maxsus davolash talab qilinmaydi. Shifokorlar bunday bemorlarni muntazam kuzatib borishadi. Kuzatuv jarayonida har 6-12 oyda ultratovush yoki boshqa instrumental tekshiruvlar o'tkaziladi. Maqsad kistaning o'sish dinamikasini baholash, yangi belgilar paydo bo'lishini nazorat qilishdir. Agar kista o'zgarishsiz qolsa, bemor oddiy hayot tarzini davom ettirishi mumkin. Bunday yondashuv "faol kuzatuv" deb ataladi va u ko'plab bemorlar uchun yetarli hisoblanadi.

Konservativ davolashning yana bir jihati simptomatik terapiyadir. Agar bemorda og'riq kuzatilsa, analgetiklar va spazmolitiklar buyuriladi. Infeksiya qo'shilgan hollarda antibiotiklar ishlatiladi. Agar kista siydik yo'llarini siqib qo'ygan bo'lsa va siydik oqimini qiyinlashtirsa, urologik dori vositalari qo'llanadi. Shuningdek, arterial gipertenziya rivojlangan bemorlarda qon bosimini pasaytiruvchi preparatlar buyuriladi. Shu tarzda konservativ usullar kistaning bevosita yo'qolishiga olib kelmasa-da, lekin asoratlarni kamaytirish va bemorning hayot sifatini yaxshilashda katta ahamiyat kasb etadi.

Minimal invaziv usullar zamonaviy tibbiyotda keng qo'llanilmoqda. Ulardan eng ko'p tarqalgani perkutan ponksiya hisoblanadi. Bu usulda maxsus igna yordamida kista ichiga kirilib, suyuqlik chiqarib yuboriladi. Ponksiya ultratovush yoki kompyuter tomografiyasi nazorati ostida amalga oshiriladi. Bu oddiy va xavfsiz usul hisoblanib, kichik hajmli va oddiy kistalarda juda samarali. Biroq ponksiyadan keyin kistaning qaytadan suyuqlik bilan to'lishi mumkin. Shu xavfni kamaytirish maqsadida ponksiyadan so'ng kista bo'shlig'iga sklerozlovchi modda kiritiladi. Sklerozlovchi moddalar kistaning ichki devorlarini yopishtirib, qayta suyuqlik to'planishining oldini oladi. Bu jarayon "perkutan aspiratsiya va skleroterapiya" deb ataladi va ko'plab bemorlarda samarali natija beradi.

Minimal invaziv usullardan yana biri laparoskopik kista eksiziyasi hisoblanadi. Bu jarayonda qorin devorida kichik kesmalar qilinib, maxsus moslamalar yordamida kista devorlari kesib tashlanadi. Laparoskopiya kam invaziv bo'lgani uchun bemor tezda sog'ayadi, shifo davri qisqa bo'ladi va asoratlar xavfi kamroq bo'ladi. Ayniqsa, yirik yoki murakkab kistalarda, konservativ usullar foydasiz bo‘lsa, laparoskopiya asosiy tanlov hisoblanadi.

Jarrohlik usullar esa ko‘proq murakkab, yirik, infeksiyalangan, qon ketish xavfi bo‘lgan yoki malignizatsiyaga shubha qilingan kistalarda qo‘llaniladi. Ochiq jarrohlik operatsiyalari kamdan-kam hollarda amalga oshirilsa-da, ba’zi hollarda ular muqarrar bo‘ladi. Masalan, kista butun buyrak tuzilishini buzib yuborgan bo‘lsa yoki o‘sma bilan aralashib ketgan hollarda ochiq jarrohlik usuli qo‘llanadi. Jarrohlikda kista devori kesib tashlanadi yoki butun buyrak olib tashlanadi, bu bemorning umumiy ahvoliga qarab belgilanadi.

So‘nggi yillarda zamonaviy texnologiyalar tufayli robot yordamida bajariladigan jarrohlik amaliyotlari ham keng tarqalmoqda. Robotik jarrohlikning afzalligi shundaki, operatsiyalar aniqroq, xavfsizroq va bemor uchun travmatik jihatdan yengilroq kechadi. Bunday operatsiyalarda qon yo‘qotish kam, tiklanish davri esa tez bo‘ladi. Shu bois, rivojlangan mamlakatlarda bu usul tobora ommalashib bormoqda.

Davolash usullarini tanlashda bemorning yoshi, umumiy sog'lig'i, kistaning turi va joylashuvi alohida e'tiborga olinadi. Masalan, keksalarda kichik va alomatsiz kistalar kuzatuv ostida qoldiriladi. Yosh bemorlarda esa yirik yoki simptomli kistalarda faol davolash choralari ko'riladi. Shuningdek, biriktiruvchi to'qima kasalliklari yoki genetik sindromlar bilan bog'liq ko'p sonli kistalarda davolash jarayoni yanada murakkablashadi, chunki bu hollarda asosan simptomatik terapiya va asoratlarni kamaytirishga qaratilgan choralargina qo'llaniladi.

Shu tarzda, zamonaviy davolash usullari buyuk ahamiyat kasb etib, bemorning umumiy holatini yaxshilash, buyrak faoliyatini saqlash va asoratlarning oldini olishga qaratilgan. Oddiy kistalarda kuzatuv va konservativ choralar yetarli bo'lsa, murakkab va yirik kistalarda minimal invaziv va jarrohlik usullar asosiy o'rin tutadi. Muhimi, har bir bemor uchun individual yondashuv qo'llanilishi kerak, chunki bir xil davolash barcha holatlar uchun mos kelmaydi.

Buyrak kistalarini davolashda zamonaviy yondashuvlar tobora rivojlanib, turli klinik vaziyatlarda samarali va xavfsiz natijalarga erishish imkonini bermoqda. Kistaning kattaligi, joylashuvi, klinik simptomlari, buyrak faoliyatiga ta'siri va bemorning umumiy sog'lig'i asosiy mezon sifatida olinadi. Hozirgi davrda tibbiyotda nafaqat klassik jarrohlik, balki minimal invaziv va hatto innovatsion texnologiyalar keng qo'llanmoqda. Bu esa davolash jarayonini bemor uchun yengilroq, xavfsizroq va samaraliroq qiladi.

Zamonaviy davolashning eng asosiy yo'nalishlaridan biri perkutan ponksiya va skleroterapiya usullarini mukammallashtirishdir. Avvallari oddiy igna yordamida kista suyuqligi chiqarilganida qayta to'lish hollari ko'p uchragan. Bugungi kunda esa ultratovush yoki KT nazorati ostida bajariladigan ponksiyalar va keyinchalik bo'shliqqa sklerozlovchi moddalar yuborilishi bu xavfni sezilarli kamaytirmoqda. Sklerozlovchi modda sifatida etanol, fenol yoki boshqa maxsus eritmalar ishlatiladi. Ular kistaning ichki devorlarini biriktirib yuboradi va qaytadan suyuqlik to'planishini oldini oladi. Bu usul nisbatan oddiy, tezkor va og'riqsiz bo'lgani uchun amaliyotda keng o'rin olgan. Biroq murakkab yoki ko'p kamerali kistalarda bunday usulning samarasi cheklangan bo'lishi mumkin.

Laparoskopik jarrohlik zamonaviy davolashning eng ishonchli va samarali usullaridan biri hisoblanadi. U orqali kista devorlari kesib tashlanadi yoki marsupializatsiya qilinadi. Marsupializatsiya – bu kistaning devorini kesib, uning ichki bo‘shligini qorin bo‘shlig‘i yoki siydik yo‘llariga ochish orqali drenaj qilish jarayonidir. Laparoskopik amaliyotning afzalliklari ko‘p: qorin devorida faqat kichik kesmalar qilinadi, qon yo‘qotish kam bo‘ladi, bemor tez sog‘ayadi, operatsiyadan keyingi og‘riqlar yengilroq kechadi. Shu sababli dunyoning ko‘plab mamlakatlarida laparoskopik usullar ochiq jarrohlikni deyarli siqib chiqarmoqda.

Robotik jarrohlik esa so‘nggi yillarda jadal rivojlanmoqda. Maxsus robotik tizimlar yordamida jarroh kistaning nozik qismlarini aniqroq va xavfsizroq olib tashlaydi. Robot qo‘llari inson qo‘lidan ko‘ra aniqroq harakat qilishi tufayli asoratlar xavfi kamayadi. Bundan tashqari, bemorda jarrohlikdan keyin sog‘ayish davri qisqa bo‘ladi, shifo tezroq kechadi. Biroq bu usulning asosiy kamchiligi yuqori xarajatlar va maxsus texnik bazaning talab etilishidir. Shu sababli robotik jarrohlik hozircha asosan rivojlangan mamlakatlarning yirik klinikalarida qo'llanilmoqda.

Shu bilan birga, konservativ davolashning o'rni ham muhimdir. Har bir kista jarrohlikni talab qilmaydi. Kichik, alomatsiz va buyrak faoliyatiga ta'sir ko'rsatmaydigan kistalarda muntazam nazorat eng maqbul chora hisoblanadi. Shifokorlar bunday bemorlarga sog'lom turmush tarzini olib borish, qon bosimini nazorat qilish, infeksiyalarni oldini olish va buyrakka zararli odatlardan (masalan, ortiqcha dori qabul qilish, chekish, spirtli ichimlik ichish) voz kechishni maslahat berishadi. Shuningdek, muntazam ultratovush tekshiruvi kistaning o'sishi yoki asoratlanishini erta aniqlash imkonini beradi.

Buyrak kistalarida dori vositalarining roli cheklangan bo'lsa-da, ayrim vaziyatlarda ular yordamchi ahamiyatga ega. Masalan, infeksiyalangan kistalarda antibiotiklar buyuriladi. Agar arterial gipertenziya rivojlangan bo'lsa, antihipertenziv preparatlar qo'llanadi. Qattiq og'riqlarni kamaytirish uchun analgetiklar yoki spazmolitiklar beriladi. Ammo bu dorilar faqat simptomatik yengillikni ta'minlaydi, kistaning o'zini yo'q qilmaydi.

Zamonaviy davolash yondashuvlarida ham individual qaror qabul qilish asosiy tamoyildir. Har bir bemor uchun kistaning turi, kattaligi, joylashuvi va klinik ahvoli e'tiborga olinadi. Masalan, oddiy parenximatoz kistada minimal invaziv usul yetarli bo'lsa, murakkab yoki ko'p kamerali kistalarda laparoskopik yoki robotik operatsiyalar zarur bo'lishi mumkin. Agar malignizatsiyaga shubha tug'ilsa, kengroq jarrohlik amaliyoti o'tkazilishi lozim. Shu sababli tashxis va davolash qarori faqat mutaxassis urolog yoki jarroh tomonidan qo'yiladi.

Shuningdek, ilm-fan rivojlanishi bilan yangi innovatsion usullar ham sinovdan o'tkazilmoqda. Masalan, lazer yordamida kista devorlarini koagulyatsiya qilish, radiochastotali ablatsiya va hatto yuqori intensiv fokuslangan ultratovush (HIFU) texnologiyalari kista to'qimasiga bevosita ta'sir ko'rsatib, uni yo'q qilish imkoniyatini beradi. Hozircha bu usullar keng amaliyotga to'liq joriy qilinmagan bo'lsa-da, kelajakda ular samarali alternativ bo'lishi kutilmoqda.

Buyrak kistalarini davolashda yana bir muhim masala – ularning asoratlarini bartaraf etishdir. Agar kista yorilib ketgan bo'lsa yoki ichida qon ketish kuzatilsa, tezkor jarrohlik aralashuvi zarur bo'ladi. Infeksiya qo'shilgan hollarda esa antibiotik terapiyasi bilan birga drenaj qilish amalga oshiriladi. Shuningdek, siydik yo'llarining siqilishi yoki buyrak tosh kasalligi bilan bog'liq muammolar yuzaga kelganda qo'shimcha urologik muolajalar talab etiladi.

Xulosa qilib aytganda, buyrak kistalarini davolashda zamonaviy yondashuvlar ko'p qirrali bo'lib, ular bemorning umumiy holatiga, kista xususiyatlariga va mavjud asoratlariga qarab tanlanadi. Minimal invaziv usullar – perkutan ponksiya, skleroterapiya va laparoskopik operatsiyalar amaliyotda asosiy o'rin tutmoqda. Robotik jarrohlik va innovatsion texnologiyalar esa davolash sifatini yangi bosqichga olib chiqmoqda. Konservativ kuzatuv va simptomatik davolash esa yengil hollarda yetarli bo'lishi mumkin. Muhimi, har bir holatda individual yondashuv qo'llanilishi va bemor muntazam nazorat ostida bo'lishidir. Shu tarzda, zamonaviy davolash usullari buyrak kistalari tufayli kelib chiqadigan muammolarni samarali bartaraf etib, bemorning hayot sifatini yaxshilashga xizmat qilmoqda.

10-MAVZU. Buyrak kistalarining profilaktikasi va oldini olish choralari

Buyrak kistalarining profilaktikasi haqida so'z borganda, avvalo shuni ta'kidlash lozimki, bu kasallik ko'plab omillar ta'sirida rivojlanishi mumkin va ularning ayrimlarini nazorat qilish imkoni mavjud bo'lsa-da, boshqalarini butunlay oldini olish qiyin bo'lishi mumkin. Shunga qaramay, sog'lom turmush tarziga rioya qilish, muntazam tibbiy ko'rikdan o'tish, zararli odatlardan voz kechish va buyrak faoliyatini nazorat ostida saqlash orqali kistalarning shakllanishi yoki rivojlanishini sezilarli darajada kamaytirish mumkin. Profilaktikaning asosiy maqsadi – buyraklarda strukturaviy o'zgarishlarning oldini olish, mavjud kichik kistalarning o'sishini to'xtatish va bemor hayot sifatini yuqori darajada saqlashdir.

Buyrak kistalarining oldini olish choralari bir necha asosiy yo'nalishga bo'linadi. Ulardan eng muhimlaridan biri – sog'lom turmush tarzini shakllantirishdir. Inson organizmida buyraklar doimiy ravishda qon filtrlash, moddalar almashinuvini ta'minlash, suyuqlik muvozanatini boshqarish kabi murakkab vazifalarni bajaradi. Shuning uchun ortiqcha yuklanish buyraklarga zarar yetkazishi va kistalar paydo bo'lishi uchun qulay sharoit yaratishi mumkin. Kundalik hayotda yetarli darajada toza suv iste'mol qilish, tuzli va yog'li ovqatlarni kamaytirish, ortiqcha spirtli ichimliklar va zararli ichimliklardan voz kechish buyrak salomatligi uchun asosiy qadamdir.

Buyrak kasalliklarining oldini olishda muntazam jismoniy faollik ham muhim ahamiyatga ega. Jismoniy harakat qon aylanishini yaxshilaydi, arterial bosimni me'yorida ushlab turishga yordam beradi va umumiy metabolik jarayonlarni faollashtiradi. Bu esa o'z navbatida buyraklarga tushadigan yukni kamaytiradi. Haddan tashqari og'ir mashqlar emas, balki muntazam ravishda bajariladigan yengil yugurish, piyoda yurish, suzish yoki yoga mashqlari buyrak faoliyatiga ijobiy ta'sir ko'rsatadi.

Buyrak kistalarining rivojlanishida genetik omillar muhim rol o'ynaydi. Ayniqsa, polikistoz buyrak kasalligi kabi irsiy shakllar mavjud. Agar oilada bunday kasallikka chalingan shaxslar bo‘lsa, muntazam tibbiy kuzatuv profilaktikaning ajralmas qismi hisoblanadi. Erta tashxis qo‘yish orqali kistalarning kattalashib ketishi yoki asoratlar rivojlanishi oldi olinadi. Shu sababli oilaviy anamnezida buyrak kistalari mavjud bo‘lgan shaxslar yiliga kamida bir marta ultratovush tekshiruvidan o‘tib turishi lozim.

Buyrak kistalari ko‘pincha boshqa kasalliklar fonida ham paydo bo‘lishi mumkin. Masalan, arterial gipertenziya, qandli diabet, surunkali buyrak yallig‘lanish kasalliklari va siydik yo‘llari infeksiyalari kistalarning rivojlanish xavfini oshiradi. Shuning uchun bunday kasalliklarni o‘z vaqtida aniqlash va davolash juda muhim. Arterial bosimni doimiy nazorat qilish, qand miqdorini me’yorida saqlash va yallig‘lanish jarayonlarini vaqtida bartaraf etish orqali buyraklarga tushadigan yuk kamayadi va ularning salomatligi saqlanib qoladi.

Profilaktik choralarning yana biri – dori vositalarini ehtiyotkorlik bilan qo‘llashdir. Ba’zi dorilar, ayniqsa og‘riq qoldiruvchi nonsteroid yallig‘lanishga qarshi preparatlar, uzoq muddat davomida katta dozada iste’mol qilinganda buyrak to‘qimalariga zarar yetkazishi mumkin. Shuning uchun shifokor ko‘rsatmasisiz bunday dori vositalarini qabul qilish tavsiya etilmaydi. Shuningdek, o‘z-o‘zini davolashdan saqlanish, ayniqsa antibiotiklar va gormonal preparatlarni tartibsiz ishlatmaslik kerak.

Buyrak kistalarining oldini olishda infeksiyalardan himoyalanish ham katta ahamiyatga ega. Chunki buyrak va siydik yo‘llaridagi yallig‘lanish jarayonlari kistalar shakllanishiga sharoit yaratishi mumkin. Shaxsiy gigiena qoidalariga rioya qilish, siydik yo‘llari infeksiyalarini vaqtida davolash va urolog ko‘rigidan muntazam o‘tib turish bu borada samarali chora hisoblanadi. Ayollarda siydik yo‘llari infeksiyalari ko‘proq uchrashi bois ular gigiena qoidalariga yanada sinchkovroq amal qilishlari lozim.

Profilaktikaning yana bir muhim tomoni – zararli odatlardan voz kechishdir. Chekish qon tomirlariga zarar yetkazadi, buyraklarda qon aylanishini buzadi va kista rivojlanishini tezlashtirishi mumkin. Spirtli ichimliklar esa buyrak hujayralarini bevosita zararlab, ularning filtrlash qobiliyatini pasaytiradi. Shu sababli sog'lom turmush tarzini tanlash, chekish va spirtli ichimliklardan butunlay voz kechish buyrak kistalarining oldini olishda muhim qadamlardan biridir.

Shuningdek, muntazam tibbiy profilaktika tekshiruvlari juda muhimdir. Hozirgi davrda ultratovush tekshiruvi, laborator tahlillar va boshqa diagnostik usullar yordamida buyrak kistalarini erta bosqichda aniqlash mumkin. Erta aniqlangan kista bemorga katta zarar yetkazmaydi va oddiy nazorat ostida kuzatib borilishi mumkin. Agar kista vaqtida aniqlanmasa, uning kattalashib ketishi yoki yorilib ketishi kabi xavfli oqibatlarga olib kelishi mumkin. Shu sababli profilaktika tekshiruvlari har bir inson uchun muhim hisoblanadi.

Buyrak kistalarining profilaktikasi va oldini olish choralari murakkab jarayon emas, balki kundalik hayotdagi oddiy qoidalarga rioya qilishni talab qiladi. Sog'lom ovqatlanish, yetarli miqdorda suyuqlik iste'moli, muntazam jismoniy faollik, zararli odatlardan voz kechish, infeksiyalarni vaqtida davolash va muntazam tibbiy ko'riklardan o'tib turish orqali kistalarning shakllanishi va rivojlanishi oldini olish mumkin.

Bularning barchasi nafaqat buyrak salomatligini, balki butun organizmning umumiy holatini yaxshilashga xizmat qiladi.

Buyrak kistalarini oldini olish masalasi nafaqat klinik amaliyot, balki aholining umumiy sog'lomlashtirish siyosatida ham muhim o'rin egallaydi. Chunki buyrak kistalari ko'pincha dastlabki bosqichlarda sezilmaydi, biroq vaqt o'tishi bilan buyrak faoliyatini buzishi va turli asoratlarni chaqirishi mumkin. Shu bois ularni profilaktika qilishda kompleks va tizimli yondashuv zarur bo'ladi. Profilaktika choralari uch asosiy darajada ko'rib chiqilishi mumkin: birlamchi, ikkilamchi va uchlamchi profilaktika. Har bir daraja o'z vazifasiga ega bo'lib, ular bir-birini to'ldiradi va bemor salomatligini uzoq muddat davomida saqlash imkonini beradi.

Birlamchi profilaktika – buyrak kistalarining umuman paydo bo'lishini oldini olishga qaratilgan choralar yig'indisidir. Bunga avvalo sog'lom turmush tarzini olib borish kiradi. Inson organizmi genetik moyillikka ega bo'lsa ham, noto'g'ri ovqatlanish, suyuqlik yetishmovchiligi, zararli odatlar va ortiqcha stress kistalarning shakllanishiga yordam berishi mumkin. Shuning uchun organizmga foydali mahsulotlarni iste'mol qilish, me'yorida suyuqlik ichish, shaxsiy gigiena qoidalariga rioya qilish va jismoniy faollikni ta'minlash birlamchi profilaktikaning eng muhim qoidalari hisoblanadi.

Ikkilamchi profilaktika esa allaqachon mavjud bo'lgan, biroq klinik jihatdan sezilmayotgan kistalarning rivojlanishini oldini olishga qaratilgan. Bunday vaziyatlarda muntazam tibbiy nazorat va diagnostika tekshiruvlari katta ahamiyat kasb etadi. Masalan, ultratovush tekshiruvi yordamida kichik o'lchamdagi kistalar erta aniqlanadi va ularning kattalashib ketishi kuzatib boriladi. Agar kista tez o'sayotgan bo'lsa, shifokor tomonidan minimal invaziv muolajalar tavsiya qilinishi mumkin. Shuningdek, arterial bosimni doimiy nazorat qilish, yallig'lanish jarayonlarini davolash va buyraklarga ortiqcha yuk bermaslik ikkilamchi profilaktikaning ajralmas qismlari hisoblanadi.

Uchlamchi profilaktika esa asoratlar oldini olishga qaratilgan. Bu bosqichda maqsad – kista tufayli kelib chiqishi mumkin bo'lgan og'ir oqibatlarni kamaytirishdir. Masalan, infeksiya qo'shilib ketganida antibiotiklarni o'z vaqtida qo‘llash, buyrak faoliyatini muntazam laborator nazoratdan o‘tkazish va sog‘lom turmush tarziga qat’iy rioya qilish asoratlarni oldini olishda muhim ahamiyatga ega.

Buyrak kistalarining profilaktikasida parhezning ham o‘rni katta. Ovqatlanishda ortiqcha tuz iste’molini cheklash, yog‘li va qovurilgan ovqatlarni kamaytirish, konserva va yarim tayyor mahsulotlardan voz kechish zarur. Chunki ular buyraklarga qo‘shimcha yuk beradi. Mevalar, sabzavotlar, toza suv va oqsilga boy, ammo yengil hazm bo‘ladigan mahsulotlarni iste’mol qilish buyuriladi. Ayniqsa, buyrak faoliyati zaiflashgan bemorlar uchun maxsus parhez rejalar ishlab chiqilgan bo‘lib, ular shifokor dietolog bilan maslahatlashgan holda tuzilishi kerak.

Profilaktika choralaridan yana biri – muntazam tibbiy ma’rifat ishlari. Aholi orasida buyrak kistalarining sabablari, xavf omillari va profilaktika choralari haqida keng tushuntirish ishlarini olib borish zarur. Chunki ko‘p hollarda odamlar kasallikning dastlabki alomatlariga e’tibor bermaydi yoki uni oddiy og‘riq deb hisoblab, shifokorga murojaat qilmaydi. Bu esa kistaning kattalashib ketishiga va og'ir oqibatlarga olib kelishi mumkin. Agar odamlar o'z sog'lig'i uchun mas'uliyatni oshirsa, vaqtida tekshiruvlardan o'tsa, ko'plab muammolarning oldini olish mumkin bo'ladi.

Buyrak kistalarining oldini olishda ekologik omillar ham inobatga olinishi lozim. Atrof-muhitning ifloslanishi, zararli ishlab chiqarish sharoitlari va ichimlik suvining sifatsizligi buyrak faoliyatiga salbiy ta'sir ko'rsatadi. Shu bois imkon qadar ekologik toza hududlarda yashash, sifati tekshirilgan ichimlik suvini iste'mol qilish va zararli moddalar bilan doimiy aloqadan saqlanish foydali bo'ladi. Ishlab chiqarish korxonalarida ishlaydigan shaxslar esa himoya vositalaridan foydalanishi kerak.

Profilaktika choralari orasida ruhiy salomatlik ham e'tibordan chetda qolmasligi kerak. Doimiy stress, asabiy taranglik va uyqusizlik immun tizimini susaytiradi, qon bosimini oshiradi va buyrak faoliyatiga salbiy ta'sir ko'rsatadi. Shu sababli stressni boshqarish usullarini o'rganish, yetarli uyquni ta'minlash va ruhiy holatni me'yorida ushlab turish ham buyrak kistalarini oldini olishda o'z o'rniga ega.

Meditatsiya, nafas mashqlari, psixologik dam olish usullari shular jumlasidandir.

Shuningdek, ayollar va erkaklar uchun ayrim maxsus profilaktika choralarini ham qayd etish mumkin. Ayollarda siydik yo'llari infeksiyalari tez-tez uchraydi va ular ko'pincha buyrak kistalarining shakllanishiga zamin yaratishi mumkin. Shu bois gigiena qoidalariga qat'iy rioya qilish, sovuqdan saqlanish va zarur hollarda shifokor ko'rsatmasi bilan dori vositalarini qo'llash muhimdir. Erkaklarda esa prostata bezining kasalliklari buyraklarga ta'sir qilishi mumkin, shu sababli urolog ko'rigidan muntazam o'tish tavsiya etiladi.

Xulosa qilib aytganda, buyrak kistalarining profilaktikasi murakkab va ko'p qirrali jarayon bo'lib, u sog'lom turmush tarzini olib borishdan tortib, muntazam tibbiy ko'riklar, parhez, infeksiyalardan himoyalanish, dori vositalarini to'g'ri qo'llash va ekologik xavfsizlikka qadar keng qamrovli choralardan iboratdir. Har bir inson o'z sog'lig'i uchun mas'uliyatni his qilib, profilaktik qoidalarga amal qilsa, buyrak kistalarining shakllanishi yoki asoratlari sezilarli darajada kamayadi. Profilaktika qoidalariga rioya qilish nafaqat buyraklarni, balki butun organizmning umumiy salomatligini saqlashga xizmat qiladi.

XULOSA

Buyrak kistalari bugungi kunda urologiya va nefrologiya amaliyotida tez-tez uchraydigan patologiyalar qatoriga kiradi. Bu kasallikning ahamiyatini oshiradigan jihat shundaki, u dastlabki bosqichlarda deyarli hech qanday klinik belgilar bermasligi, ko'pincha tasodifan aniqlanishi va faqat katta hajmga yetganda yoki buyrak faoliyatini buzganda o'zini namoyon qilishi bilan xarakterlanadi. Shu sababli kasallikning klinik kechishi, tashxislash usullari, davolash va profilaktika choralari haqida to'liq bilimga ega bo'lish zamonaviy tibbiyotning muhim vazifalaridan biridir. Buyrak kistalari haqida umumiy tushunchalar, etiologiyasi, patogenezi, tasnifi, klinik belgilari, asoratlari va davolash yondashuvlari haqidagi ma'lumotlarni chuqur o'rganish nafaqat shifokorlar, balki keng jamoatchilik uchun ham katta ahamiyatga ega.

Kasallikning etiologiyasi ko'p qirrali bo'lib, genetik omillar, irsiy moyillik, buyrak parenximasidagi degenerativ jarayonlar, yallig'lanish, qon aylanishining buzilishi va hatto turli tashqi muhit omillari uning rivojlanishida muhim rol o'ynaydi. Ayrim hollarda kistalar tug'ma bo'lsa, ko'pincha hayot davomida orttirilgan shakllarda uchraydi. Patogenez jarayoni esa murakkab bo'lib, nefron kanallari darajasida boshlanadigan mikroskopik o'zgarishlardan to suyuqlik to'planib, kapsula hosil bo'lishigacha bo'lgan bosqichlarni o'z ichiga oladi. Bu jarayonlar vaqt o'tishi bilan kistaning kattalashishiga, siydik chiqarish tizimi va qon tomirlariga mexanik bosim o'tkazishiga, hatto boshqa organlarning faoliyatiga ham salbiy ta'sir ko'rsatishiga olib kelishi mumkin.

Buyrak kistalarining tasnifi ham klinik amaliyot uchun katta ahamiyat kasb etadi. Oddiy, murakkab, ko'p kamerali, parenximatoz, sinusial yoki polikistoz shakllari tashxis va davolashda turlicha yondashuvni talab qiladi. Ayniqsa, polikistoz buyrak kasalligi irsiy xususiyatga ega bo'lgani sababli erta tashxis va doimiy kuzatuv talab qilinadi. Tasnifning aniq bo'lishi shifokorga qaysi bemorlar uchun faqat kuzatuv, qaysilariga esa jarrohlik yoki minimal invaziv muolaja zarurligini aniqlash imkonini beradi.

Klinik belgilarga to‘xtaladigan bo‘lsak, ular ko‘pincha kistaning kattaligi, joylashuvi va asoratlari bilan bog‘liq bo‘ladi. Dastlabki bosqichlarda bemorlar hech narsani sezmasligi mumkin. Lekin katta kistalarda bel sohasida og‘riq, qon bosimining oshishi, siydikda qon aralashmasi yoki buyrak faoliyatining pasayishi kuzatiladi. Asoratlangan hollarda kista yorilishi, infeksiyalanishi, qon ketishi yoki atrofdagi organlarga bosim berishi mumkin. Shunday vaziyatlarda tashxis qo‘yish va tezkor yordam ko‘rsatish hayot uchun muhim ahamiyat kasb etadi.

Tashxislashda zamonaviy usullar juda katta imkoniyatlarni taqdim etadi. Ultrasonografiya oddiy, xavfsiz va keng qo‘llaniladigan metod sifatida asosiy o‘rin egallaydi. Kompyuter tomografiyasi va magnit-rezonans tomografiyasi esa kistaning tuzilishi, joylashuvi va murakkabligini aniq ko‘rsatadi. Laborator tahlillar buyrak faoliyatini baholashda yordam beradi. Anamnez yig‘ish va fizik ko‘rik esa tashxislashning dastlabki bosqichida zaruriy rol o‘ynaydi. Shunday qilib, turli usullar birgalikda qo‘llanilgandagina to‘liq va ishonchli tashxis qo‘yish mumkin bo‘ladi.

Davolash masalasiga kelsak, buyrak kistalarida zamonaviy yondashuvlar konservativ kuzatuvdan tortib, minimal invaziv muolajalar va laparoskopik jarrohlik usullarigacha keng diapazonni qamrab oladi. Kichik va simptom bermaydigan kistalar faqat nazorat ostida kuzatiladi. Katta yoki asoratlangan kistalarda esa perkutan ponksiya, skleroterapiya, laparoskopik marsupializatsiya yoki ochiq jarrohlik qo'llanadi. So'nggi yillarda robotik jarrohlik va innovatsion texnologiyalar, jumladan lazer va radiochastotali ablatsiya usullari ham amaliyotga joriy etilmoqda. Bu usullar asoratlarni kamaytiradi va bemorlarning tezroq sog'ayishini ta'minlaydi.

Kasallikning asoratlari ham o'z vaqtida aniqlanib, davolashni talab qiladi. Infeksiya qo'shilganda antibiotik terapiyasi, qon ketganda yoki yorilish sodir bo'lganda jarrohlik aralashuvi muhimdir. Siydik yo'llarining siqilishi yoki buyrak faoliyatining keskin pasayishi ham shoshilinch yordamni taqozo etadi. Shu bois, asoratlarning oldini olish uchun muntazam kuzatuv va bemorning shifokor ko'rsatmalariga amal qilishi juda zarur.

Profilaktika choralari buyrak kistalari masalasida alohida ahamiyatga ega. Sog'lom turmush tarziga rioya qilish, muntazam tibbiy tekshiruvlardan o'tish, infeksiyalarni davolash, zararli odatlardan voz kechish va parhezga amal qilish orqali kasallikning paydo bo'lishi yoki rivojlanishini sezilarli darajada kamaytirish mumkin. Aholi orasida sog'lomlashtirish va tibbiy ma'rifat ishlarini olib borish ham muhim omillardandir.

Umuman olganda, buyrak kistalari ko'p uchraydigan va ko'p qirrali kasallik bo'lib, uni chuqur o'rganish, tashxislash va davolashning zamonaviy usullarini qo'llash tibbiy amaliyotning dolzarb masalalaridan biridir. Har bir bemor individual yondashuvni talab qiladi va shifokor tomonidan kasallikning barcha xususiyatlari hisobga olinib qaror qabul qilinishi kerak. Faqat shunda kasallik oqibatlarini kamaytirish, asoratlarni oldini olish va bemorning hayot sifatini yaxshilash mumkin bo'ladi.

Buyrak kistalari bo'yicha olib borilgan ilmiy izlanishlar va amaliy kuzatuvlar shuni ko'rsatadiki, bu patologiya oddiy bir morfologik o'zgarish emas, balki murakkab etiologik va patogenetik mexanizmlarga ega bo‘lgan, ko‘p hollarda yashirin kechuvchi va vaqt o‘tishi bilan jiddiy klinik oqibatlarga olib kelishi mumkin bo‘lgan jarayon sifatida qaraladi. Shuning uchun ham urologiya va nefrologiya amaliyotida buyrak kistalari nafaqat tashxislash, balki davolash va profilaktika masalalari bo‘yicha ham doimo dolzarb bo‘lib kelmoqda. Xulosa o‘rnida bu mavzuning turli jihatlarini umumlashtirib aytish mumkin.

Avvalo, buyrak kistalari haqida umumiy tasavvurga ega bo‘lish shifokorlar uchun zaruriy bilimlardan biri sanaladi. Oddiy kistalardan tortib murakkab va ko‘p kamerali shakllargacha bo‘lgan turlari tashxisda turlicha yondashuvni taqozo etadi. Ayniqsa, irsiy xarakterga ega bo‘lgan polikistoz kasalligi erta tashxis va doimiy nazorat talab etadigan og‘ir patologiyalardan biridir. Shuni unutmaslik kerakki, kistalar ko‘p hollarda boshqa kasalliklarni eslatadigan belgilarga ega bo‘lishi mumkin, shu bois differensial diagnostika masalasi alohida e’tiborni talab qiladi.

Kasallikning etiologiyasiga nazar tashlasak, genetik omillar, yallig‘lanish jarayonlari, buyrakdagi qon aylanish buzilishlari va tashqi muhit ta'sirlari asosiy sababchi omillar sifatida qayd etiladi. Shuningdek, orttirilgan kistalar ko'pincha yoshi ulg'aygan kishilarda, surunkali buyrak kasalliklari fonida yoki siydik yo'llarida doimiy to'siqlar mavjud bo'lganda kuzatiladi. Patogenez esa nefron kanallarida boshlanadigan jarayonlar orqali kista hosil bo'lishidan iborat bo'lib, u keyinchalik buyrak parenximasini siqib, uning normal funksiyasini izdan chiqaradi. Shu sababli patogenetik mexanizmlarni o'rganish kasallikni davolashda yangi usullar yaratish uchun ham muhimdir.

Buyrak kistalarining klinik kechishi dastlab sezilmasligi, lekin asta-sekinlik bilan alomatlar kuchayib borishi bilan izohlanadi. Bel sohasidagi og'riqlar, qon bosimining oshishi, siydikda qon aralashmasi va boshqa belgilar kasallik rivojlangan hollarda kuzatiladi. Ko'p hollarda asoratlar tufayli bemorlar shifokorga murojaat qiladilar. Asoratlar orasida kistaning yorilishi, infeksiyalanishi, qon ketishi yoki buyrak faoliyatining keskin yomonlashishi kabi xavfli holatlar bor. Bunday vaziyatlarda shoshilinch tibbiy yordam talab etiladi.

Tashxislash jarayonida anamnez yig‘ish va fizik ko‘rik birlamchi qadam bo‘lsa-da, asosiy rol instrumental usullarga tegishlidir. Ultrasonografiya oddiy, xavfsiz va ishonchli metod sifatida keng qo‘llaniladi. Kompyuter tomografiyasi va magnit-rezonans tomografiyasi esa murakkab hollarda aniqlik kiritadi. Laborator tahlillar orqali buyrak faoliyati, infeksiya belgilari va umumiy metabolik holat baholanadi. Shunday qilib, tashxis qo‘yishda turli usullarni kompleks qo‘llash orqali kasallikning to‘liq manzarasini aniqlash mumkin bo‘ladi.

Davolash masalasi esa bemorning holati, kistaning kattaligi, joylashuvi va asoratlar mavjudligiga qarab belgilanadi. Agar kista kichik bo‘lsa va hech qanday simptom bermasa, shifokorlar odatda faqat muntazam nazoratni tavsiya etadilar. Ammo og‘riq, infeksiya yoki qon ketish kabi belgilar bo‘lsa, minimal invaziv yoki jarrohlik aralashuv zarur bo‘ladi. Perkutan ponksiya va skleroterapiya kabi usullar kistaning hajmini kamaytirish va bemorni simptomlardan xalos qilish imkonini beradi. Laparoskopik marsupializatsiya esa zamonaviy va kam travmatik usul bo‘lib, amaliyotda keng qo‘llanilmoqda. Shuningdek, robotik jarrohlik, lazer va radiochastotali ablatsiya kabi innovatsion metodlar ham istiqbolli hisoblanadi.

Profilaktika masalalari ham nihoyatda muhimdir. Buyrak kistalarining oldini olish uchun sog'lom turmush tarzini olib borish, muntazam tibbiy ko'riklardan o'tish, infeksiyalarni o'z vaqtida davolash va zararli odatlardan voz kechish zarur. Ayniqsa, irsiy moyillikka ega oilalarda muntazam skrining tekshiruvlari o'tkazilishi kerak. Bu orqali kasallik erta bosqichda aniqlanib, asoratlarning oldi olinadi. Shuningdek, aholiga sog'lom ovqatlanish, jismoniy faollik va stressdan saqlanishning ahamiyati haqida tushuntirish ishlarini olib borish profilaktikaning ajralmas qismidir.

Umumlashtirib aytadigan bo'lsak, buyrak kistalari murakkab kasallik bo'lib, uning to'g'ri tashxislanishi, zamonaviy davolash usullarining qo'llanishi va profilaktika choralari bemorlarning hayot sifatini sezilarli darajada yaxshilash imkonini beradi. Har bir klinik holat individual yondashuvni talab qiladi. Shifokor tomonidan to'g'ri tashxis qo'yilishi, davolashning o'z vaqtida amalga oshirilishi va bemorning profilaktik ko'rsatmalarga amal qilishi bilan kasallikning salbiy oqibatlarini sezilarli darajada kamaytirish mumkin.

Xulosa qilib aytganda, buyrak kistalari haqida chuqur bilimga ega bo'lish, ularni o'z vaqtida aniqlash va davolashning zamonaviy yondashuvlarini qo'llash bugungi tibbiyotning asosiy vazifalaridan biridir. Bu nafaqat bemorning sog'lig'ini saqlash, balki jamiyatning umumiy tibbiy savodxonligini oshirishga ham xizmat qiladi. Shu bois buyrak kistalarini o'rganish va amaliyotda qo'llash tibbiyot ilmining dolzarb yo'nalishlaridan biri bo'lib qolaveradi.

GLOSSARY

1. **Buyrak kistasi** – buyrak to‘qimalarida suyuqlik bilan to‘lgan pufaksimon bo‘shliq hosil bo‘lishi.
2. **Oddiy kista** – ichida tiniq suyuqlik bo‘lgan, devorlari silliq bo‘lgan kista turi.
3. **Murakkab kista** – ichida qon, yiring yoki qalin suyuqlik bo‘lishi mumkin bo‘lgan, devorlari notekis kista.
4. **Polikistoz** – ikkala buyrakda ko‘p sonli kistalar paydo bo‘lishi bilan xarakterlanuvchi irsiy kasallik.
5. **Etiologiya** – kasallikning kelib chiqish sabablari haqidagi fan va tushuncha.
6. **Patogenez** – kasallik rivojlanish mexanizmlarini o‘rganuvchi tushuncha.
7. **Klinik simptom** – kasallikni ko‘rsatib beruvchi tashqi yoki ichki belgi.
8. **Asorat** – kasallik oqibatida yuzaga keladigan qo‘shimcha patologik holat.
9. **Anamnez** – bemorning kasallik tarixi va shifokorga aytib bergan ma’lumotlari.

10. **Fizik ko'rik** – bemorni ko'zdan kechirish, paypaslash, eshitish va urib ko'rish orqali tekshirish.
11. **Ultratovush tekshiruvi (UTT)** – tovush to'lqinlari yordamida buyrak tuzilishini o'rganish usuli.
12. **Kompyuter tomografiyasi (KT)** – rentgen nurlari asosida organlarning kesim ko'rinishini hosil qiluvchi usul.
13. **Magnit-rezonans tomografiya (MRT)** – magnit maydon va radio to'lqinlari yordamida organlarni o'rganish usuli.
14. **Biopsiya** – kasallangan to'qimadan kichik qism olib, mikroskopda tekshirish jarayoni.
15. **Laborator diagnostika** – qon va siydik tahlillari orqali kasallikni aniqlash usullari majmuasi.
16. **Troponin** – yurak zararlanganda qonga chiqadigan oqsil, diagnostik marker.
17. **Kreatinin** – buyrak faoliyatini baholash uchun ishlatiladigan laborator ko'rsatkich.
18. **Gipertenziya** – qon bosimining normaldan yuqori bo'lishi.
19. **Gematuriya** – siydikda qon hujayralarining paydo bo'lishi.
20. **Infeksiya** – mikroorganizmlar organizmga kirib, kasallik chaqirishi.

21. **Differensial diagnostika** – o‘xshash belgilar beruvchi kasalliklarni bir-biridan farqlash usullari.
22. **Konservativ davolash** – dori-darmonlar, parhez va fizioterapiya yordamida davolash.
23. **Jarayon** – organizmda kechayotgan patologik o‘zgarishlar majmuasi.
24. **Perkutan ponksiya** – teri orqali igna kiritib, kista ichidagi suyuqlikni olish usuli.
25. **Skleroterapiya** – kista bo‘shlig‘iga maxsus moddalar yuborib, uning yopilishiga erishish usuli.
26. **Laparoskopiya** – qorin bo‘shlig‘iga kichik kesik orqali kirib, kamera va asboblar yordamida operatsiya qilish.
27. **Marsupializatsiya** – kista devorini ochib, tashqi bo‘shliq bilan birlashtirish orqali davolash usuli.
28. **Robotik jarrohlik** – maxsus robot tizimlari yordamida bajariladigan yuqori aniqlikdagi jarrohlik.
29. **Radiochastotali ablatsiya** – to‘qimalarni radio to‘lqinlari yordamida kuydirish orqali davolash usuli.
30. **Lazer ablatsiyasi** – lazer nuri yordamida patologik to‘qimalarni olib tashlash usuli.

31. **Dializ** – buyrak faoliyati yetishmovchiligida organizmdan zararli moddalarni tozalash usuli.
32. **Nefrektomiya** – buyrakni jarrohlik yo‘li bilan olib tashlash operatsiyasi.
33. **Irsiy kasallik** – genetik omillar tufayli avloddan-avlodga o‘tuvchi kasallik.
34. **Orttirilgan kista** – turmush davomida turli omillar ta’sirida paydo bo‘ladigan kista turi.
35. **Yallig‘lanish** – organizmning zararli omillarga nisbatan himoya reaksiyasi.
36. **Skrining** – aholini keng ko‘lamda tekshirib, kasalliklarni erta aniqlash usuli.
37. **Profilaktika** – kasalliklarning oldini olishga qaratilgan chora-tadbirlar majmuasi.
38. **Parhez** – sog‘liqni saqlash yoki kasallikni davolash maqsadida maxsus ovqatlanish tartibi.
39. **Jismoniy faollik** – sog‘liqni saqlash uchun bajariladigan turli harakat va mashqlar.
40. **Stress** – tashqi va ichki omillar ta’sirida organizmda yuzaga keladigan zo‘riqish holati.

FOYDALANILGAN ADABIYOTLAR RO'YXATI

1. Абдуллаев А.Х. Урология. – Тошкент: Ибн Сино, 2018. – 450 б.
2. Ахмедов И.Х., Юлдашев Ш. Урология фанидан дарслик. – Тошкент: Тиб китоб, 2020. – 380 б.
3. Долгушин Б.И. Кисты почек: диагностика и лечение. – Москва: МЕДпресс, 2017. – 310 с.
4. Камолов Ш.И. Нефрология асослари. – Тошкент: Фан, 2019. – 290 б.
5. Campbell-Walsh Urology. 12th edition. – Philadelphia: Elsevier, 2020. – 3560 p.
6. Brenner B.M., Rector F.C. The Kidney. 11th edition. – Philadelphia: Elsevier, 2021. – 2850 p.
7. Неймар Б.А. Современные подходы к лечению кист почек. – Санкт-Петербург: Гиппократ, 2018. – 265 с.
8. WHO Guidelines on Chronic Kidney Disease. – Geneva: WHO Press, 2019. – 215 p.

9. Турсунов А.М., Раҳмонов Ж.А. Буйрак касалликлари. – Тошкент: Шарқ, 2016. – 370 б.
10. Парфенов В.А. Поликистоз почек: клиника, диагностика, лечение. – Москва: МЕДпресс, 2019. – 295 с.
11. KDIGO Clinical Practice Guideline for the Management of Kidney Cysts. – Kidney Int Suppl. 2020. – Vol. 110. – P. 1–45.
12. Норбоев Ф.А. Урология бўйича амалий қўлланма. – Самарқанд, 2017. – 275 б.
13. Тарасов В.В. Инструментальные методы диагностики почечных заболеваний. – Москва: ГЭОТАР-Медиа, 2018. – 240 с.
14. Hall J.E. Guyton and Hall Textbook of Medical Physiology. 14th edition. – Philadelphia: Elsevier, 2020. – 1150 p.
15. Мухаммедов Б. Клиник нефрология. – Тошкент: Фан, 2015. – 330 б.
16. Rose C., Post T. Clinical Nephrology. 7th edition. – New York: McGraw-Hill, 2019. – 980 p.
17. Чертков К.С. Ультразвуковая диагностика заболеваний почек. – Москва: МЕДпресс, 2016. – 190 с.

18. Тулаганов Н.Т. Буйрак касалликларини ташхислашда замонавий усуллар. – Тошкент: Фан, 2021. – 215 б.
19. Harris P.C., Torres V.E. Polycystic Kidney Disease. – New York: Oxford University Press, 2019. – 520 p.
20. Мавлонов А.А. Урологияда замонавий тенденциялар. – Бухоро: Бухоро давлат тиббиёт институти нашри, 2020. – 270 б.
21. American Urological Association Guidelines: Management of Simple Renal Cysts. – AUA, 2021. – 55 p.
22. Сафонов И.В. Почки и мочевыводящие пути. – Москва: МЕДпресс, 2018. – 350 с.
23. Колесникова Е.Н. Лучевая диагностика заболеваний почек. – Москва: ГЭОТАР-Медиа, 2017. – 285 с.
24. Oxford Handbook of Nephrology and Hypertension. – 3rd edition. – Oxford: Oxford Univ. Press, 2020. – 850 p.
25. Шарипов О. Урология амалиётида эндоскопик усуллар. – Тошкент: Шарқ, 2019. – 220 б.
26. Ташкент Тиббиёт Академияси Урология кафедраси методик қўлланмалари. – Тошкент, 2021. – 145 б.

27. European Association of Urology Guidelines. – EAU, 2021. – 400 p.
28. Махмудов Ф.Ю. Нефрология бўйича амалий машғулотлар. – Тошкент: Фан, 2018. – 250 б.
29. Torres V.E., Harris P.C., Pirson Y. Autosomal Dominant Polycystic Kidney Disease. – Lancet. 2017. – Vol. 369. – P. 1287–1301.
30. National Kidney Foundation. KDOQI Clinical Practice Guideline for Kidney Diseases. – New York: NKF, 2019. – 180 p.
31. Алиев Ш.Х. Урологияда лапароскопик усуллар. – Тошкент: Фан, 2020. – 210 б.
32. Radiology of Kidney Cysts. – Springer, 2020. – 380 p.
33. Самойлов Ю.А. Урология ва нефрологияда инновация. – Москва: ГЭОТАР-Медиа, 2019. – 275 с.
34. Handbook of Kidney Disease Management. – Lippincott Williams & Wilkins, 2020. – 760 p.
35. Хакимов Б.Х. Урология фанидан амалий қўлланма. – Тошкент: Ибн Сино, 2017. – 260 б.

MUNDARIJA

9 789369 080106

Printed at Repro India Ltd.